# TRAITÉ ANATOMIQUE

## ET PHYSIOLOGIQUE

# DU SYSTÈME PILEUX

### SUIVI DE QUELQUES CONSIDÉRATIONS

## SUR LE PITYRIASIS

#### ET DES MOYENS THÉRAPEUTIQUES POUR LE COMBATTRE

PAR

# J. E. TOURNIAIRE

Ex-pharmacien des Sociétés philanthropiques de Paris (1er dispre).
Membre et lauréat de l'Académie nationale manufacturière.
Membre de la Société botanique de France.
Membre et Lauréat de la Société des sciences et belles lettres de Paris.
Membre correspondant de la Société géologique de France.
etc., etc.

*Turpis infrons arbor*
*Et sine crine caput.*

## AVIGNON

IMPRIMERIE TYPO-LITHOGRAPHIQUE A. ROUX

Rue Bouquerie, 7

—

## 1873

# DES CHEVEUX

## TRAITÉ ANATOMIQUE

### ET PHYSIOLOGIQUE

# DU SYSTÈME PILEUX

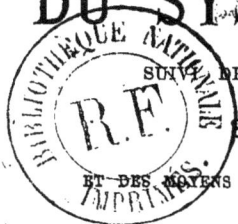

SUIVIE DE QUELQUES CONSIDÉRATIONS

SUR LE PITYRIASIS

ET DES MOYENS THÉRAPEUTIQUES POUR LE COMBATTRE

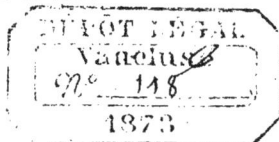

PAR

## J. E. TOURNIAIRE

Ex-pharmacien des Sociétés philanthropiques de Paris (1er dispre).
Membre et lauréat de l'Académie nationale manufacturière.
Membre de la Société botanique de France.
Membre et Lauréat de la Société des sciences et belles lettres de Paris.
Membre correspondant de la Société géologique de France.
etc., etc.

*Turpis infrons arbor*
*Et sine crine caput.*

AVIGNON

IMPRIMERIE TYPO-LITHOGRAPHIQUE A. ROUX
Rue Bouquerie, 7

—

1873

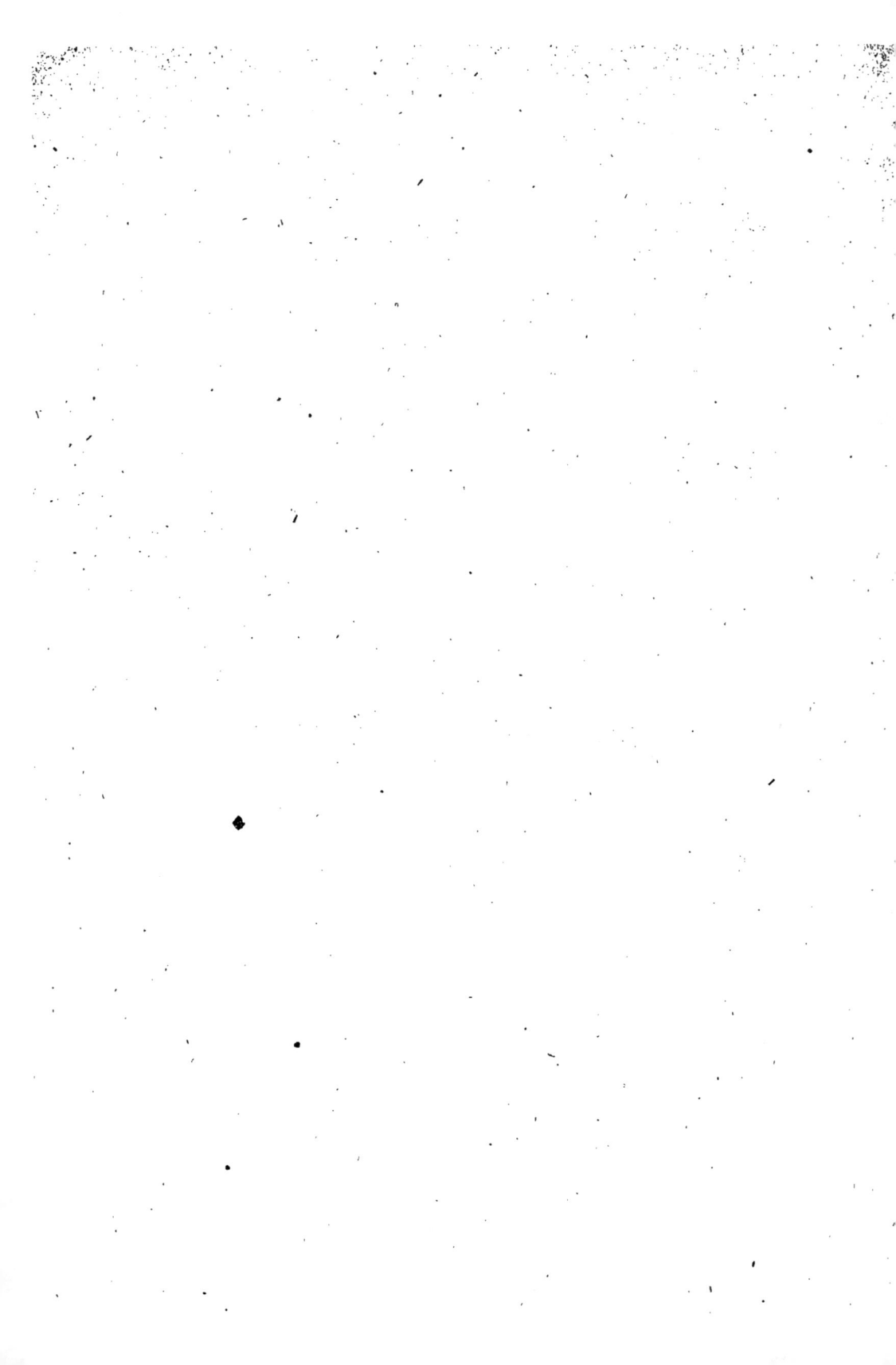

# QUELQUES MOTS

# DE PRÉFACE.

~~~~~~~~

Cet opuscule que je viens soumettre aujour-
d'hui à la bienveillante appréciation du lecteur
est le résulat de quelques années d'études et
d'expérience.

Je n'aurai jamais songé à le publier parce que
je ne croyais pas, lorsque je jetais ces lignes
sur le papier, qu'elles dussent dépasser un mémoire de quelques pages ; mon sujet m'entraî-
nant ce mémoire devint une brochure, trop
volumineuse probablement pour ce qu'elle contient, mais pas assez étendue pour le sujet
qu'elle traite.

Il existe dans la littérature médicale un certain nombre de traités sur les cheveux et sur les maladies du cuir chevelu ; ces quelques traités sont bien conçus, et deux d'entre eux respirent cette sympathie profonde pour la cause du progrès qui toujours distingua la science médicale en France.

Il est cependant vrai de dire que ces ouvrages, consacrés à la discussion toujours fructueuse des théories et des faits en se maintenant à la hauteur de la science, s'adressent exclusivement aux médecins et conséquemment en limitent trop l'horizon des lecteurs.

Il m'a semblé qu'à côté de ces traités savants il y avait place peut-être pour une petite brochure s'adressant à toutes les classes de la société : tout le monde sait en effet que dans la médecine il y a des branches que l'homme étranger à l'art de guérir ne doit point étudier et d'autres qu'il peut apprendre avec avantage : parmi celles-ci je rangerai les cheveux et le cuir chevelu qui peuvent offrir un attrait de curiosité et un intérêt joint à l'utile.

La première partie de notre travail est composée de : considérations anatomiques et physiologiques sur le cuir chevelu, anatomie du système pileux, analyses et composition des poils et considérations générales sur le système pileux.

La deuxième partie comprend : l'énumération des principales maladies du cuir chevelu et en particulier du pityriasis, la canitie et la calvitie.

La troisième partie indique : la thérapeutique des maladies du cuir chevelu et l'hygiène de la chevelure.

Si ce travail était au-dessus de mes forces, je souhaite uniquement, si je n'ai pas réussi au gré du lecteur, que ce sujet développé pour de plus expérimentés et de plus habiles et mis à la portée de tous, produise l'utilité qu'on peut en attendre.

26 décembre 1872.

E. TOURNIAIRE

# PREMIÈRE PARTIE

## CONSIDÉRATIONS ANATOMIQUES ET PHYSIOLOGIQUES SUR LE CUIR CHEVELU

---

## PROLÉGOMÈNES

---

### DE LA PEAU

---

La peau, qui constitue le sens du tact, se présente à nous sous l'aspect d'une vaste membrane, jetée, suivant la pittoresque comparaison d'un anatomiste, à la manière d'un voile sur les dernières limites du domaine de l'organisation. Elle a pour effet général d'arrondir les formes extérieures du corps en se moulant sur les saillies qu'elle rencontre et en tapissant mollement les dépressions sur lesquelles elle s'applique. Douée d'une exquise sensibilité, en raison du grand nombre de nerfs qu'elle reçoit, elle a aussi pour usage, à l'aide des nombreux vaisseaux qu'elle présente et des glandes qu'elle rènferme, d'éliminer une partie des liquides transportés dans le torrent circulatoire ; et de plus par ses deux plans, lamelleux et fibreux de protéger les organes qu'elle entoure.

Deux couches superposées la composent, l'une profonde a reçu le nom de *Derme* ou *Chorion*, l'autre superficielle est appelée *Epiderme* ou *Cuticule.*

### § 1. — Du Derme ou Chorion.

Le derme est un tissu fibreux, élastique, formé de faisceaux ondulés, de tissu cellulaire très-condensé, qui s'entrecroisent obliquement et donnent ainsi une plus grande force de résistance à cette partie de la peau qui en est la plus considérable, puisqu'elle représente les cinq sixièmes de son épaisseur. Plus épais chez l'homme que chez la femme, le derme varie entre un demi-millimètre et deux millimètres et demi.

En examinant la surface externe du derme on aperçoit de petites saillies disséminées en plus ou moins grande quantité, selon les régions que l'on observe, et qui ont reçu le nom de *papilles* ou *saillies nerveuses.* Ces prolongements de la face externe du derme où viennent s'épanouir les nombreux filets nerveux chargés de présider à la sensibilité générale, sont destinés à multiplier les surfaces sensitives qu'ils occupent, de même que les innombrables cellules des poumons multiplient la surface respiratoire. Un nombre considérable de vaisseaux sanguins accompagnent ces filets nerveux, et l'action absorbante de la peau se trouvant en corrélation intime avec ses fonctions secrétoires et sa sensibibilité, il s'en suit que le derme doit être le point de départ d'un grand nombre de vaisseaux lymphatiques.

On remarque, en outre, dans l'épaisseur du derme, deux ordres de glandes : les *glandes sudorifères*, chargées de secréter la sueur, ainsi que leur nom l'indique, et logées dans les alvéoles de la face profonde du derme; et les *glandes sébacées*, situées dans les couches superficielles, et qui fournissent un fluide adipeux qui revêt la surface libre de la peau et que l'on nomme *matière sébacée*.

A côté de ces glandes nous rencontrons aussi des *filaments cellulo-adipeux*, qui traversent le derme de bas en haut, et dont l'inflammation ou la gangrène produit le clou ou furoncle.

Nous ne parlerons pas ici des organes producteurs des poils ou *bulbes pileux ;* ils doivent faire le sujet d'un chapitre.

## § 2. — De l'Epiderme.

L'épiderme ou cuticule, forme la partie la plus superficielle de la peau; il se moule très-exactement sur le derme et ses papilles et fournit un prolongement à chaque glande sébacée, à chaque glande sudorifère et à chaque follicule pileux. Il se compose de lamelles réunies, dont la disposition offre l'aspect d'un dallage, ce qui lui a fait donné le nom *d'épithelium pavimenteux*.

Il existe plusieurs couches ou feuillets épidermiques; les couches inférieures sont molles, humides, et les supérieures ne sont sèches que parce qu'elles ont perdu leur humidité au contact de l'air. Les feuillets épidermiques, étudiés sous la dénomination de *membranes albides*, et le *corps muqueux* du *réticulaire* de Malpighi ne sont réellement, au fond, que les couches inférieures de l'épiderme. C'est dans ces couches inférieures que réside le *pigment* ou matière colorante de la peau. Ce produit, exhalé des capillaires sanguins, est une matière de teinte brune ou roussâtre paraissant noire en masse, qui siége entre le derme et l'épiderme sur une lame continue et donne à la peau des nuances diverses. Il est surtout remarquable et abondant dans la peau du nègre, mais on l'observe aussi dans les autres races, où il se montre dans les proportions d'autant plus faibles que la peau est plus blanche. L'albinos seul n'en présente aucune trace.

L'épiderme, ne recevant aucun filet nerveux, est donc tout à fait insensible, mais l'absence de tout capillaire sanguin n'indique nullement qu'il doive être considéré comme un produit dépourvu de toute vitalité. Selon Henle et la plupart des micrographes de nos jours, chaque cellule qui le compose jouit d'une vie qui lui est propre; comme toutes les autres parties de l'organisme, elle a pour point de départ un produit exhalé des capillaires sanguins; comme ces parties, elle s'accroît et décroît; comme celles-ci, par conséquent, elle est le siége d'une véritable nutrition qui est plus ou moins active.

De toutes les parties accessoires de l'épiderme, nous n'avons à nous occuper ici que des *poils*, lesquels appartiennent au derme par l'organe qui les produit, *le bulbe*, et à l'épiderme par la substance qui les compose.

# CHAPITRE I

## ANATOMIE ET PHYSIOLOGIE DU SYSTÈME PILEUX

Les poils sont des excroissances de nature épidermique, prenant naissance dans l'épaisseur du derme ; ils présentent, par conséquent, deux parties bien distinctes, l'une qui produit : c'est le follicule pileux, et l'autre qui est produite c'est le poil lui-même.

### § 1. — Follicule pileux.

Le follicule pileux, désigné aussi sous le nom de *bulbe*, forme une excavation qui reçoit la racine du poil. Placé dans l'épaisseur du derme et quelquefois au dessous, il présente une forme ovoïde, dont la petite extrémité répond à l'épiderme et la plus volumineuse aux cellules adipeuses sous-dermiques. Il est constitué par deux tuniques, l'une interne ou épidermique, l'autre externe ou fibreuse. La première, molle et mince, se présente à nous d'une couleur rougeâtre, et semble n'être qu'un prolongement du corps muqueux de l'épiderme ; la seconde au contraire, est d'un blanc mat et partage la texture et les propriétés du derme, dont elle est une dépendance. Plusieurs anatomistes ont décrit ou seulement indiqué les vaisseaux et les nerfs du bulbe; je dois citer entre tous Laauw, Winslow, Boerhaave, Vithol. Toutefois, les recherches de Béchard, de Bichat, celles de Rudolphi et de M. Andral ne confirment pas les opinions émises par les premiers (1).

Aujourd'hui cependant, la présence d'artérioles, de veinules et de filaments nerveux, se perdant dans la tunique externe des follicules pileux ne peut être révoqué en doute. Ces organes ont été parfaitement décrits par Simon, et si on les aperçoit très-difficilement chez l'homme, on les voit d'une manière bien distincte dans plusieurs espèces animales.

Les parois du follicule sont séparés de la racine du poil par une liqueur de nature onctueuse, observée pour la première fois par Heusinger. L'abondance de ce liquide intra-folliculaire varie suivant le développement du poil; c'est pourquoi le follicule affecte, tantôt une forme arrondie, et tantôt une forme tubuleuse, selon la quantité plus ou moins grande de liquide qu'il contient. Le bulbe à forme arrondie, celui qui contient les poils plus ou moins rudimentaires, ne possède aucun appareil secréteur; le liquide déposé dans sa cavité est

---

(1) Les planches anatomiques de Paul Mascagni représentent le bulbe des cheveux d'un fœtus humain avec un réseau de vaisseaux sanguins et lympathiques qui l'entoure.

exhalé par ses parois; le bulbe à forme tubuleuse ou cylindrique, celui qui renferme les
poils développés et proprement dits, possède, au
contraire, deux petites glandes qui viennent déposer le produit de leur sécrétion dans sa cavité, et que l'on appelle aujourd'hui *glandes
pilifères*. L'existence de ces glandes a été pendant longtemps, mais bien à tort, contestée en
France, car un examen attentif, à l'aide du
microscope, les démontre sans difficulté.

### § 2. — Des Poils.

Les poils présentent, à la partie inférieure de
leur racine, un renflement que Malpighi a décrit sous le nom de *capitulum pili*, Henle sous
celui de *bouton du poil*, et que Ludwig, Leder-
muller, Kranse, Gurtt ont appelé *bulbe du poil*.

Cette dernière dénomination semblerait in-
diquer que le renflement du poil et le follicule
pileux ne constituent qu'un seul organe, et cependant il importe de ne pas les confondre sous
une même dénomination, car ils sont parfaitement distincts par leur nature et peuvent être
facilement séparés malgré leur intime union.

La tige cylindrique qui forme le poil à l'extérieur, est couverte çà et là d'écailles épidermiques; elle a la forme d'un tube présentant
des arêtes de distance en distance qui le font

ressembler à une lunette de spectacle. Quelquefois, cette tige se compose uniquement de filaments imbriqués, et dans ce cas, elle est dépourvue de cavité. Si nous suivons la formation du poil dans la vitalité du bulbe complet, nous rencontrons dans cette capsule microscopique, en l'examinant avec soin, une substance onctueuse qui se dépose à la surface externe de la papille, se moule sur son sommet et peu à peu durcit à sa circonférence. Au-dessus de ce premier gisement, se dépose graduellement une seconde couche, qui forme un nouvel être complétement imbriqué sur le premier. Ces imbrications donnent naissance à une sorte de tube qui constitue le poil. Sa structure est formée de deux couches superposées l'une interne et l'autre externe. La couche externe ou *substance corticale*, se présente sous l'aspect de fibres longitudinales partant de la tête du poil et marchant en lignes droites ou flexueuses pour se rapprocher de plus en plus et s'unir ensemble. En dehors de ces fibres, on en remarque encore d'autres circulaires qui s'enroulent autour du poil et qui semblent destinées à relier les premières entre elles. La seconde couche, ou *substance médullaire*, forme la partie centrale de la tige et s'offre à nos yeux sous un aspect grenu et non fibreux. Elle

se compose de noyaux de cellules irréguliè-
rement entassés dans le canal formé par l'enveloppe externe. A ces noyaux se trouve
mêlée une quantité variable de pigmentum, de
telle sorte que la colonne qu'ils constituent par
leur agglomération, offre en général une couleur
plus ou moins sombre, qui permet de distinguer
nettement l'une de l'autre les deux substances.
C'est surtout sur les poils noirs et bien développés qu'on peut étudier la situation et les di-
mensions respectives de ces deux substances.
On distingue en effet:

1° Dans le tiers central, une substance d'un
brun sombre, d'une consistance molle et d'apparence granuleuse.

2° De chaque côté, une substance d'un brun
clair, d'une consistance ferme et d'apparence
fibreuse.

3° Au-dessus de ces deux substances des
fibres transversales anastomosées entre elles(1).

Les poils commencent à paraître au milieu
de la vie intra-utérine; ils sont alors soyeux,
incolores, et à peu près également courts
dans toutes les parties du corps. Au moment
de la naissance les cheveux sont, de tous les
poils, ceux qui présentent le plus de longueur;

---

(1) Sappey. — *Traité d'anatomie*, tome II, page 506.

et tandis que les autres ne se développent qu'à l'âge de puberté, ceux-ci continuent à croître assez rapidement.

Les limites de cet accroissement ne sont pas encore connues. Ainsi, on a vu des individus dont les cheveux atteignaient la partie moyenne des jambes. Le professeur Rayer cite l'exemple d'un Piémontais âgé de vingt-huit ans et doué d'une force athlétique, dont la chevelure redressée avait quatre pieds et demi de circonférence.

On a prétendu que le système pileux continuait son accroissement sur les cadavres non encore en putréfaction, et que la vitalité s'y conservait longtemps après que les signes de la vie avaient cessé de se montrer. Cette opinion nous paraît|contestable et nous ne croyons pas que les faits sur lesquels on s'est appuyé pour l'émettre aient été bien observés. Parmi cés faits, il en est un cependant qui mérite d'être rapporté.

Lors de l'exhumation du corps de Napoléon à Sainte-Hélène, les assistants virent avec surprise qu'il avait le visage couvert d'une barbe épaisse et longue d'une ligne environ. Or, il est relaté, dans le procès-verbal du décès, que l'empereur avait été rasé le jour même de sa mort.

En tenant compte de la rétraction des tissus par suite de la disparition des principes humi-

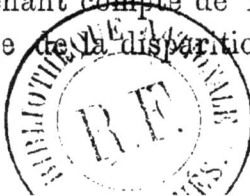

des qu'ils contiennent, ne peut-on pas expliquer ce phénomène, tout mécanique, par sa ressemblance avec celui que présentent ces roseaux, qui semblent devenir plus longs du dessèchement de l'étang dans lequel ils sont implantés?

Le système pileux, très-développé chez les animaux, ne se présente pas chez l'homme sous un aspect identique dans toutes les parties du corps; il est, pour ainsi dire, à l'état rudimentaire; et tandis que certaines parties sont abondamment pourvues de poil, il en est d'autres qui n'en offrent que quelques traces. Toutefois, cette répartition est beaucoup moins inégale qu'on ne le croit généralement. A l'exception de la paume des mains et de la plante des pieds, qui en sont complétement dépourvues, on rencontre le même nombre de poils, à peu de différence près, sur tous les points de l'enveloppe cutanée. Le tronc, les membres, les ailes et le lobe du nez, le pavillon de l'oreille même en sont recouverts; ils sont seulement un peu moins épais, moins forts et moins longs que sur le cuir chevelu; il n'est pas jusqu'au sein le plus blanc et le plus uni qui n'en soit recouvert sur toute sa surface.

Le système pileux, chez l'homme est donc plutôt inégalement développé qu'inégalement réparti, et sous le rapport de cette répartition, il pourrait être divisé en deux grandes fractions; la première comprendrait les poils parvenus à leur entier développement, ou les poils proprement dits, et la seconde les poils rudimentaires, ou poils de duvet, qui occupent la plus grande partie du corps. Les uns gagnent du côté du développement et les autres du côté du nombre.

Ces différences tranchées, qui séparent le système pileux de l'homme de celui des mammifères, chez lesquels tous les poils, à titre d'organes protecteurs, arrivent à une évolution complète, permettent aux téguments de conserver une susceptibilité plus exquise, en ne les dérobant pas à l'impression directe des corps extérieurs, sans toutefois que cette inégalité de développement s'oppose à l'exécution des fonctions propres des poils. Ces fonctions, variables selon les régions où elles sont observées, peuvent se résumer dans les conditions suivantes :

1° Préserver le corps des injures de l'air.

2° Conserver la chaleur.

3° Mettre la peau à l'abri des corps étrangers.

4° Orner certaines parties.

5° Empêcher les corps étrangers de s'introduire dans les ouvertures extérieures.

6° Diriger la sueur hors de la peau.

7° Multiplier les voies de la transpiration.

On conçoit facilement comment les poils remplissent ces divers usages. Ainsi, à la tête, ils sont à la fois un ornement et un abri contre le froid; les sourcils modèrent l'impression de la lumière ét empêchent la sueur du front de couler entre les paupières; les cils écartent les corps étrangers qui pourraient offenser la vue; il en est de même des poils des narines du conduit auditif, etc., etc.

L'analyse chimique, par la distillation nous a donné les résultats suivants, sur les matières qui entrent dans la composition des poils.

Huile empyreumatique . . . . . . 0,3000
Carbonate d'ammoniaque. . . . . 0,0580
Charbon. . . . . . . . . . . . . 0,2560
Phosphate de chaux. . . . . . . . 0,1572
Soufre. . . . . . . . . . . . . . 0,0035
Oxyde de fer. . . . . . . . . . . 0,0012

Dans les poils clairs (blonds), le phosphate de magnésie remplace le fer, et on trouve dans les poils blancs du phosphate de magnésie et du sulfate d'alumine. Selon Vauquelin, la cendre des poils forme un et demi pour cent de leur poids , et un quatre-vingt-seizième selon M. Achard.

Voici la composition de ces cendres.

Chaux. . . . . . . . . . . . . . 0,0042
Silice. . . . . . . . . . . . . . 0,0010
Magnésie. . . . . . . . . . . . . 0,0018
Fer. . . . . . . . . . . . . . . 0,0004

Si l'on traite les poils par les acides concentrés et la potasse caustique, ils se dissolvent; le chlore les blanchit, et divers sels métalliques leur donnent une couleur plus ou moins foncée, ainsi que nous le dirons plus tard. Les sucs digestifs, qui n'ont aucune action sur tout ce qui est épidermique, comme on peut s'en convaincre par l'épicarpe des haricots secs, pois, lentilles, etc., qui ne sont pas digérés, les sucs digestifs, disons-nous, ne dissolvent pas les poils, et on en retrouve fréquemment des masses dans les intestins des ruminants. Ces masses, connues sous le nom d'égagropiles, ont été également observées chez l'homme.

Le système pileux dépolarise la lumière, et il est mauvais conducteur de la chaleur. Les propriétés électriques dont il jouit sont quelquefois très-remarquables; sous l'influence du frottement, on le voit fournir des étincelles accompagnées d'un bruit de crépitation analogue à celui que produirait le pelage d'un chat. M. Sappey raconte qu'il y a plusieurs années, il a pu observer ce phénomène sur un homme de trente-six ans. Chaque fois, dit-il, que cet individu passait les dents d'un peigne, ou simplement les doigts de l'une de ses mains dans sa chevelure, une multitude d'étincelles en jaillissaient aussitôt; mais le fluide électrique s'épuisait bientôt, et après avoir renouvelé l'expérience trois ou quatre fois, la source en était momentanément tarie. Ce dégagement d'électricité n'était accompagné du reste d'aucune modification dans l'exercice des fonctions cérébrales. Je dois ajouter cependant qu'il était surtout remarquable à la suite d'un travail intellectuel un peu prolongé.

On cite encore plusieurs exemples de personnes qui, pendant la colère, avaient la barbe et les cheveux luisants comme du feu. Lodeve rapporte celui d'un jeune homme qui, au milieu des cheveux noirs, en avait une touffe de roux foncés, laquelle changeait de couleur chaque fois que ce jeune homme se mettait en colère.

Comme toutes les substances cornées, dont ils font pour ainsi dire partie, les poils se putréfient très difficilement; les momies d'Egypte sur lesquelles ils se retrouvent encore aujourd'hui, en sont un exemple frappant. La couleur se perd d'abord, mais cette décoloration n'est souvent appréciable qu'après un très grand nombre d'années. Se fondant sur cette propriété, on peut, dans certains cas, établir l'identité d'un corps au moment de son exhumation.

Tout ce que nous venons de dire sur le système pileux s'applique également à tous les poils qui se rencontrent sur les diverses parties du corps, sans exception. Toutefois, les cheveux et la barbe exigeant dans ce travail de plus grandes considérations, nous allons en faire la matière d'un chapitre particulier.

## CHAPITRE II

### DES CHEVEUX ET DE LA BARBE

§ 1. — Des Cheveux.

On appelle cheveux, les poils qui couvrent le crâne en haut, en arrière, sur les côtés. Les cheveux sont particuliers à l'homme, et la seule circonstance de la longueur qu'ils peuvent acquérir, démontre que l'espèce humaine était destinée à l'attitude bipède. Aucun quadrupède, en effet, n'a les poils aussi gênants pour la progression, que seraient les cheveux de l'homme, s'il était obligé de s'appuyer sur les mains pour marcher.

*Sublimis erectus ad astra.*

Le cuir chevelu peut être considéré chez l'homme comme le siége spécial du système pileux; aussi, cette région, comme le fait remarquer Bichat, est peu propre à exercer le sens du tact, soit en raison de sa forme arrondie, qui ne lui permet d'être en contact avec les corps extérieurs que sur un point très-limité ; soit par ce que le grand nombre de poils dont elle est couverte, émousse, pour ainsi dire, sa sensibilité, en s'interposant entre elle et les objets extérieurs.

. Les cheveux offrent entre eux de nombreuses variétés, tant sous le rapport de leur forme, de leur diamètre et de leur résistance, que par leur couleur et leur nombre. C'est ainsi que l'on en voit affecter une forme cylindrique et se juxtaposer à la manière de filaments rectilignes, d'où le nom de cheveux plats qui leur a été donné ; d'autres sont applatis dans un sens et élargis dans l'autre, ce sont ceux qui frisent, et particulièrement les cheveux des nègres. Quelques-uns présentent une grande ténuité, et sont généralement flexueux et ondoyants, tandis que d'autres sont plus ou moins raides et offrent une épaisseur beaucoup plus considérable. La résistance des cheveux est proportionnée à leur diamètre, et, même pour les plus fins, elle est encore considérable, car un cheveux de moyenne grosseur peut supporter un poids de 60 grammes.

Les cheveux se divisent facilement suivant leur longueur ; ils sont à la fois flexibles et élastiques ; soumis à une tension lente et graduée, leur longueur peut, d'après Weber, être augmentée d'un cinquième, d'un quart et même d'un tiers.

Si l'on examine le nombre des cheveux, on verra qu'il est en rapport avec leur grosseur et qu'il offre des différences marquées dans les couleurs, les noirs étant généralement plus gros et moins nombreux que les autres. On trouve, dans chaque centimètre carré 152 noirs, 157 châtains, 163 blonds; et dans un pouce carré, que nous nous sommes donné la patience de compter, nous en avons trouvé 572 noirs, 615 bruns, 794 pâles ou blonds.

L'état de la chevelure offre une correspondance marquée et positive avec le mode de constitution propre aux différentes variétés de l'espèce humaine. Dans toutes les branches de la belle race appelée race blanche, on rencontre les cheveux blonds foncés, longs et doux. Les nombreuses tribus de race mongolique ont, au contraire, les cheveux noirs et durs. On remarque cette disposition de chevelure chez les Américains. Toutes les variétés malaises ont aussi les cheveux très-noirs, mais plus épais et bouclés. Chez les Européens, les Arabes et les Asiatiques, les cheveux sont longs, droits ou frisés; courts, fins, cotonneux chez les Africains; ceux des habitants de Madagascar sont gros,

durs, crépus, et longs de quatre à six pouces.
Enfin, chez les nègres, la chevelure devient une
espèce de laine, et forme un des principaux caractères de cette race.

De tous temps, les cheveux ont été l'objet
d'attentions et de soins particuliers. Certains
peuples de l'antiquité (et il en est encore
de nos jours) attachaient un grand prix à porter les cheveux longs; c'était, chez eux, un signe
d'esclavage et de servitude de les avoir coupés.
De nos jours encore, quand on veut punir un
esclave, on lui fait couper les cheveux.

Les Romains et les Grecs regardaient la chevelure des enfants comme une robe d'innocence,
dont rien ne devait ternir la virginité; c'est ce
qui a fait dire à Virgile :

*Ora puer prima signans intonsa juventa.*

Chez les Germains et les anciens Francs, la
chevelure longue était en honneur et constituait
un signe de noblesse; elle était même l'apanage
de la royauté et formait le diadême des pre
miers rois francs, qui avaient pris, pour cette
raison, le titre de rois chevelus. Aussi forçait-on
les rois déchus à couper leurs cheveux, comme
un témoignage de la perte de leur empire.

Aux premiers temps de l'Eglise, la même
obligation était imposée au prêtre, comme une

preuve de son humilité et de la renonciation à toute prétention mondaine.

La mode, qui est chez nous parfois si bizarre dans certains pays, modifie singulièrement la chevelure. C'est ainsi que nous voyons les adeptes de Mahomet raser tous leurs cheveux, excepté sur le sinciput. Les Indiens les portent généralement raccourcis ; les Madecasses, qui les ont trop courts pour les réunir en une seule tresse, en font un grand nombre de petites qu'ils alignent symétriquement. Les Kabyles et surtout les Riffains du Maroc, ne conservent qu'une longue queue sur le côté gauche de la tête ; c'est pour eux un signe distinctif et de reconnaissance, en dehors de l'idée religieuse qui y est attachée. Les Chinois n'en laissent qu'une petite touffe au sommet de la tête, touffe sacrée à laquelle il faut bien se garder de toucher, et par laquelle selon leur croyance, le prophète les saisira pour les emporter en Paradis. Chez nous, la chevelure, tout le monde le sait, est adoptée de mille manières différentes. C'est sous Louis XIV que la coiffure prit les proportions les plus ambitieuses et les plus colossales. Mademoiselle de Lavallière adopta une façon de se coiffer qui a conservé son nom, et qui consistait à se séparer les cheveux sur le milieu du front et à les faire tomber sur les joues en boucles soyeuses

et frisées. Il y a [quelque chose d'aérien et
d'éthéré dans cette coiffure, qui selon nous, sied
mieux à la délicatesse de la beauté et à la phy-
sionomie que les négligés tant à la mode de nos
jours.

Madame de Sévigné, bien que n'étant nullement coquette, faisait friser ses cheveux en les
laissant tomber moins bas que mademoiselle de
Lavallière.

Enfin, dans tous les pays, le beau sexe s'en fait
un ornement, à l'exception cependant des juives
africaines; les lois du Talmud défendent en
effet aux femmes mariées de montrer leurs cheveux en public. Disons en passant, que les belles
israélites trompent les préceptes de leur reli-
gion, en cachant leur brillantes chevelures sous
des nattes françaises.

Si les cheveux ont été de tous temps regardés
comme l'ornement le plus beau et le plus gra-
cieux de la figure humaine, une tête chauve, au
contraire, a toujours été un objet de risée, surtout chez les anciens. Aussi, l'art s'est-il em-
pressé de venir en aide à ceux qui étaient privés
de cet ornement, et de réparer les ravages cau-
sés par la nature. Il serait curieux de savoir à
quelle époque a commencé l'usage des perruques. Leur origine remonte à la plus haute
antiquité et se perd pour ainsi dire dans

la nuit des temps. Nous avons vu, il y a quelques années , aux musées de Londres et de Berlin, dans un très-bel état de conservation, des perruques trouvées en Egypte, où elles étaient d'un usage presque général et faisaient partie essentielle du vêtement de ce peuple. En Grèce, les perruques eurent un grand succès, non-seulement comme objet d'utilité, mais surtout comme parure élégante. Ce fut, dit-on, vers les derniers temps de la République, que la mode des perruques s'introduisit à Rome, et l'histoire cite des noms d'hommes et de femmes dont la tête fut à la fois couronnée d'un diadème et d'une perruque. Ainsi Scylla faisait usage de faux cheveux, et Jules César, cachait son front chauve sous une couronne de laurier sous prétexte de se préserver de la foudre.

En France, Louis XIII, devenu chauve, introduisit l'usage des perruques, qui acquirent sous Louis XIV une si grande dimension. Elles furent alors de mode, et les seigneurs de cette époque en possédaient un grand nombre de nuances variées. De nos jours, cette coutume, qui nous paraît ridicule, est abandonnée, mais bon nombre de personnes savent très-bien réparer la parcimonie de la nature à leur égard ; et la science a fait tellement de progrès dans ce détail, que l'œil le plus exercé contemple souvent un produit artistique, tout en croyant s'extasier devant une merveille de la nature.

### § 2. — De la Barbe.

La barbe, type de la force et de la vigueur, est particulière au sexe masculin; les femmes et les eunuques faits avant l'âge de puberté, en sont ordinairement privés. Les Africains en ont peu; certaines peuplades d'Amérique arrachent, comme superflus, les poils qui leur viennent épars, et le plus grand nombre des Chinois n'en ont qu'à la lèvre supérieure et au bas du menton.

L'usage de porter la barbe remonte aux premiers temps du monde. Nous voyons Moïse, dans l'Ancien Testament, défendre aux Hébreux de se raser et même de couper la pointe de leur barbe à la manière des Egyptiens; il ne leur était permis de se raser qu'en signe de deuil.

Chez les Grecs, la barbe fut toujours florissante et faisait l'apanage des sages et des savants. Socrate était fameux par sa longue barbe; le vénérable Hippocrate, père de la médecine, la portait également très-longue. D'après Athénée, la mode de se raser en Grèce ne commença que du temps d'Alexandre le Grand.

Tite-Live dit qu'elle était en grand honneur chez les Romains, et Pline le Grand raconte qu'ils ne commencèrent à la couper que lorsque les mœurs efféminées des usages grecs eurent envahi leur manière de vivre.

En France, sous le règne de François 1er, la barbe fut de mode; pour cacher une cicatrice qu'il avait au visage, ce prince porta la barbe longue, et tous les grands l'imitèrent bientôt. L'usage de porter la barbe fut général en Europe dans le siècle dernier, et autrefois les Espagnols l'eurent en si grande estime, qu'ils en mettaient de fausse quand ils en étaient privés par la nature.

Le système pileux dont la figure est pourvue, étant presque aussi prononcé que celui du cuir chevelu, il semble assez naturel de le laisser se développer et de ne pas entraver ses fonctions, qui sont de garantir le visage de l'air froid et des chocs extérieurs; et c'est assurément avec raison qu'on la laisse croître chez nous, au grand chagrin de nos pères, qui n'aiment pas les barbes longues, eux qui sont toujours parfaitement rasés.

# CHAPITRE III

## CONSIDÉRATIONS GÉNÉRALES SUR LE SYSTÈME PILEUX

D'après ce que nous avons dit, le nombre des poils qui végètent à la surface du corps est à peu près le même aux differents âges dans les deux sexes, chez tous les individus, et probablement aussi dans toutes les races humaines. Mais cette uniformité est loin d'exister au sujet de la couleur. Nous voyons, en effet, des différences innombrables suivant l'âge, les saisons, les climats et les individus; depuis le blond le plus clair jusqu'au noir le plus foncé, toutes les nuances intermédiaires peuvent se rencontrer dans le système pileux. Duvet soyeux à la naissance, les poils deviennent habituellement plus foncés à mesure que l'on approche davantage de l'âge adulte. Après l'âge viril ils commencent à blanchir, ce qui paraît résulter d'une diminution de la matière colorante qu'ils reçoivent. Le phénomène que l'on observe chez les Albinos est probablement dû à un arrêt de développement; le pigmentum, en effet, manque chez le fœtus jusqu'à une époque fort avancée de la vie intra-utérine; si donc l'évolution fœtale est entravée avant l'époque où ce pigmentum doit se former à la peau, on comprend qu'un état d'organisation, qui n'aurait dû être que transitoire, devienne permanent.

La décoloration, ou coloration blanche des cheveux, ne s'effectue pas seulement lorsque l'âge est la cause de cet accident, elle peut encore être la suite de plusieurs affections complétement étrangères aux ravages du temps. Une émotion profonde, une commotion très-vive, peuvent déterminer momentanément ou d'une manière définitive la suppression du principe colorant des cheveux. Témoin, entre autres exemples, ce seigneur italien qui, condamné à mort par François de Gonzague, duc de Mantoue, obtint sa grâce parce que ses cheveux avaient blanchi en peu d'heures, ce qui parut tenir du prodige. A l'article Canitie, nous parlerons du blanchiment prématuré des poils par causes pathologiques ; cependant, disons tout d'abord que plusieurs observateurs ont rapporté des cas, dans lesquels on a vu les cheveux changer complétement de couleur, de blonds devenir noirs et de bruns devenir rouges.

Le professeur Royer cite des vieillards chez lesquels les cheveux, blancs depuis longtemps, reprirent la couleur qu'ils avaient eue pendant la jeunesse des individus.

3

Cette décoloration .est un phénomène particulier tout à fait étranger à la chûte des cheveux. En effet le nerf qui se rend au bulbe pilifère renferme des fibres chargées de deux fonctions distinctes de là, l'isolement de ces deux fonctions dans une même partie, l'une produisant le cheveu, l'autre la substance colorante. On comprend facilement que la vieillesse, une prédisposition particulière, des chagrins, des travaux excessifs, certaines névralgies, des émotions très-vives, peuvent atteindre l'une de ses fonctions sans toucher à l'autre, et le cheveu peut cesser de se colorer tout en continuant à croître.

La profession exerce aussi une influence marquée sur la couleur du système pileux. On voit beaucoup de mineurs qui présentent des barbes bleues, ainsi colorés par l'influence des terrains qu'ils sont occupés à fouiller. Il n'est pas rare de rencontrer des ouvriers qui travaillent le cuivre avoir les cheveux verts; on assure que ces exemples sont très-fréquents à Ville-Dieu dans le département de la Manche. Hâtons-nous de dire que ces colorations accidentelles ne sont pas le résultat d'un travail intérieur, mais bien le fait de dépôts successifs d'oxyde métallique sur les tiges capillaires.

Les poils étant une dépendance de l'épiderme,

sont dépourvus de sensibilité et d'irritabilité ;
mais ils transmettent l'impression des corps extérieurs par suite de leur implantation immé-
diate sur la papille du bulbe pilifère. Le mouvement qui se présente quelquefois dans les poils
résulte de celui qui est imprimé à la peau qu'ils
recouvrent.

L'humidité possède la propriété de gonfler
leurs ti sus et de déterminer leur allongement ;
la chaleur sèche, au contraire, en leur faisant
perdre une partie de leur humidité, les raccour-
cit. On sait que de Saussure a fondé sur ce
phénomène la construction de son instrument
appelé *hygromètre à cheveux*. Toutefois, les va-
riations de longueur, sous l'influence de l'humidité et de la sécheresse, sont peu considérables.

Exposés à la flamme d'une bougie, les poils se
contournent et brûlent en exhalant une odeur
de corne.

Les cheveux étant mauvais conducteurs de la
chaleur, forment un des abris les plus impor-
tants de l'économie ; ils préservent du froid et
du chaud, de même qu'ils amortissent les per-
cussions fâcheuses des corps étrangers. En effet,
les têtes qui en sont dépourvues ressentent plus
que les autres l'impression du froid, de la chaleur, des agents extérieurs et d'autres accidents
qui peuvent en être la conséquence. Tout le monde

connaît l'histoire de ce célèbre poëte grec,
Eschyle, qui fut tué par un aigle. Cet oiseau,
ayant pris la tête denudée et luisante de cet in-
fortuné pour une pierre, laissa tomber du haut
des airs une tortue qu'il portait dans ses serres,
afin d'en briser l'enveloppe.

Tous les physiologistes et bon nombre de
médecins ont fait entrer la couleur des cheveux
parmi les caractères des tempéraments. Ils
offrent en effet des indices multipliés de la manière d'être de l'homme, de ses facultés intellectuelles, etc. Semblables aux plantes qui répondent au terrain qui les produit, ils répondent
à notre constitution physique et morale sans
dissimulation.

Pour établir cette corrélation des cheveux
avec le tempéramment, il est nécessaire de les
considérer au point de vue de leur qualité, de
leur quantité, de leur implantation, et surtout de
leur couleur.

Il y a trois grands types relativement à la couleur des cheveux, le blond, le noir et le rouge
feu.

Le blond et toutes ses nuances se rencontrent
le plus ordinairement avec le tempéramment
*sanguin artériel et lymphatique.* Suivant la tra-
dition, qui se trompe rarement, la couleur qui
convient le mieux à la chevelure est le blond doré.

Les plus beaux types anciens, Achille, Ménélas,
Bacchus, etc., sont représentés avec des cheveux de cette nuance; Ovide dépeint avec com-
plaisance Ariane éperdue et ses blonds cheveux
épars. On sait qu'Eve, notre mère à tous, était
blonde. Ses longs cheveux flottaient sans un
seul ornement sur ses épaules, et la couvraient
comme un manteau. A Rome, cette chevelure
était particulièrement en faveur, et Messaline
cachait sa chevelure noire sous une perruque
fauve.

*Nigrum flavo crinem obscondente galero.* (JUVÉNAL.)

Et, de nos jours, encore, qui de nous, artiste,
poëte, historien, oserait représenter le Christ
sans ses brillants cheveux aux reflets jaunes
d'or, symbole de la majesté! Les cheveux noirs
flottent sur la tête des figures que les peintres
ont rendues grandes par les choses passionnées
et héroïques. Les cheveux de cette nuance sont
toujours l'expression de la force et de la vigueur; une figure d'athlète serait en effet dis-
parate avec des cheveveux blonds.

Le noir et le blond se trouvent distribués en
proportion presque égale chez les femmes. Le
blond fait naître un sentiment que semblent
dicter la beauté et la faiblesse réunies, et dans
la brune, ce qui nous charme c'est au contraire

l'alliance de la force et de la beauté. La beauté semble être un don qui nous attire, mais qui, modifié diversement par les formes extérieures, nous attire en nous touchant, en nous intéressant, etc.

La chevelure noire et ses modifications ont plus d'analogie, surtout dans la nuance la plus foncée, avec le tempéramment *nerveux bilieux et musculaire*. C'est l'expression de la force et de la vigueur; aussi les hommes de cette classe sont-ils généralement robustes et nerveux , doués d'une force musculaire parfois remarquable, d'un grand courage et d'un esprit assez vif. Toutefois il faut tenir compte, d'après les physiologistes, des différentes qualités que l'on rencontre dans les cheveux de cette nuance. Ainsi, des cheveux noirs naturellement plats et défrisés, épais et gros, dénotent peu d'esprit. Des cheveux courts, plats et mal liés, qui retombent par petites boucles pointues et désagréables, surtout lorsqu'ils sont rudes, constituent ce que Lavater, à qui nous empruntons ces pensées, décrit sous la dénomination de chevelure vulgaire. Si l'on rencontre des cheveux minces et noirs, implantés sur une tête au front élevé et bien voûté, on peut augurer un jugement sain et net, excluant toutefois l'invention et les saillies. Si, au contraire, cette espèce de cheveux est entièrement plate et lisse, elle implique une faiblesse des facultés intellectuelles. Des cheveux noirs, épais et rigides implantés très-bas sur le front, qu'ils semblent recouvrir, sont le signe d'un caractère sombre, enclin à la cruauté et capable des plus grands crimes.

Les cheveux roux caractérisent, dit-on, un homme souverainement bon ou souverainement méchant. Cette couleur paraît former un des principaux signes d'un mode particulier de constitution d'où dépend, en général, un caractère physique et moral assez défavorable, et dont les principaux attributs sont des passions ordinairement plus véhémentes que généreuses (1).

En général, les cheveux longs sont toujours faibles et font remarquer un caractère féminin s'associant rarement à un esprit mâle.

Disons, en passant, que ces particularités se rencontrent également chez les animaux. Que l'on compare la laine de la brebis avec la fourrure du loup, que l'on examine attentivement les plumes des diverses espèces d'oiseaux, et l'on ne pourra se refuser à la conviction que ces excroissances sont caractéristiques et qu'elles peuvent aider à différencier les inclinations de

(1) LAVATER, *Physiologie*, t. II.

chaque individu. C'est ainsi que le lièvre et la brebis, qui sont d'une nature craintive, offrent une grande souplesse de pelage, tandis que le lion et le sanglier, qui sont forts et courageux, ont des poils fermes et hérissés. Il en est de même dans la race chevaline : les chevaux du Nord qui ont en général le poil plus dur que ceux du Midi, sont plus forts et plus robustes, tandis que les chevaux isabelles ont moins de force que ceux des autres races : on dirait que la nature a fait cette variété pour l'ornement et que tout s'y trouve réuni pour la beauté aux dépens de la force et de la vigueur, qui est au contraire l'attribut des cheveux noirs.

Ces vues générales s'appliquent également à l'homme : les races sauvages et guerrières du Nord ont les cheveux durs et grossiers, tandis que les nations efféminées du Midi ont au contraire une chevelure ondoyante et frisée.

Le système pileux peut présenter quelquefois des anomalies assez remarquables. Ainsi, on a vu des poils extraordinaires naître sur la langue, dans l'intérieur de glandes et de loupes, pousser même jusque dans les ovaires et la matrice. Vallisniéri (1) rapporte plusieurs exemples d'enfants venus au monde couverts de poils ; c'était

(1) BILLAUD, *Traité des maladies des enfants*, p. 80.

au point, dit Haller, que des observateurs su-
perficiels les ont regardés comme des ours.

Dans le *Journal des Savants* de l'année 1684,
on lit qu'une dame originaire de Silésie, ressen-
tait tous les mois une douleur très-vive à la
tête pendant laquelle une grande quantité de
petits cheveux blancs d'un doigt de long sor-
taient dans l'espace d'une nuit. Si on ne les
arrachait pas avant le quatrième jour, la douleur devenait insupportable ; si au contraire, on
les arrachait, cette douleur cessait entièrement.
Le professeur Rayer, qui s'est beaucoup occupé
de ces poils surnuméraires, rapporte un grand
nombre de faits de ce genre (1) et M. Devergie
en a cité plusieurs exemples dans le *Journal de
Médecine et de Chirurgie pratiques* (2).

Les poils qui naissent accidentellement sur
les *nœvi-materni*, vulgairement appelés *envies*,
sont ordinairement plus gros, plus raides, plus
durs et d'une couleur plus foncée que ceux du
reste du corps ; leur arrachement produit une
douleur assez vive et présente quelques dangers.

Le rôle si minime que les poils paraissent
jouer dans la physiologie chez l'homme, pourrait
faire croire qu'ils ne peuvent pas exercer une
grande influence sur lui à l'état de santé ou de

---

(1) Rayer, *Maladies de la peau,* loco citato.
(2) *Journal de méd. et de chir. pratiques,* Tome XIX, p. 31.

maladie. Assurément, les cheveux préservent le
cerveau de différentes manières, mais il est certain que ces mêmes cheveux peuvent devenir
nuisibles à cet organe ; de même qu'il faut les
conserver dans certains cas, dans d'autres au
contraire, il est bon de les couper. Un observateur éclairé, M. Lanoie, a publié un intéressant mémoire sur le danger qu'il y avait dans
certains cas, à couper les cheveux. Tout le
monde sait, en effet, que leur section faite un peu
ras et par un temps froid surtout, occasionne
fréquemment des douleurs plus ou moins in-
tenses, des ophthalmies, des coryzas, etc. C'est
ainsi que le professeur Persy, chirugien, rapporte,
dans les *Mémoires de Médecine militaire* que lorsqu'on fit couper la queue aux régiments de l'armée, un très grand nombre de soldats se plai-
gnirent, pendant plusieurs semaines, de douleurs
de tête, de maux de gorge, etc.

M. Villernie rapporte qu'il a vu mourir d'une
hydrocéphale aigüe un enfant de deux ans
auquel on avait, trois jours avant l'apparition
des premiers symptômes de la maladie, impru-
demment rasé et lavé la tête (1).

La coupe des cheveux peut cependant être
quelquefois suivie d'heureux effets. Morgagni ra-

---

(1) *Dictionnaire des sciences médicales*, Tome XLIII, page 506.

conte qu'un ami de Valsalva ńe guérit un ma-
niaque qu'en lui faisant raser souvent la tête (1).
Richerand (2) et Georges Bannœus rapportent
des faits à peu près identiques (3).

Quant à la forme véritable des cheveux ou des
poils, les auteurs ne sont pas d'accord : les uns
prétendent qu'elle est cylindrique, tandis que
d'autres la jugent de forme conique. Nous pensons que cette dernière opinion doit prévaloir,
car si l'on fait glisser un long cheveu entre
les doigts, on sent son volume diminuer à mesure que l'on s'éloigne de sa racine ; il en est de
même d'un faisceau de cheveux d'égale longueur et liés ensemble ; ils ne forment pas un
cylindre, mais bien un cône tronqué, dont la
base répond à la raciné des poils, et le sommet
à la pointe.

Cette forme, toutefois, offre une variété ; elle
est relative aux poils dont l'extrémité se trouve
bifurquée ou divisée en plusieurs parties. Cette
particularité se rencontre assez fréquemment
sur les cheveux et la barbe, surtout lorsqu'on
les laisse arriver à leur longueur naturelle.

La poitrine, les aines, les aisselles sont gar-
nies de poils qui n'offrent aucune particularité

---

(1) *De sedil. et cons. morb.* epist. 8, page 7.
(2) *Eléments de physiologie*, Tome ii, page 86.
(3) *Bphémérides des curieux de la nature*.

et dont, par conséquent, nous n'avons point à
nous occuper. Qu'il nous suffise de dire que la
nature, qui ne fait rien en vain, leur a assigné
des fonctions dont ils savent parfaitement s'ac-
quitter.

———————

# DEUXIÈME PARTIE.

## PATHOLOGIE DU CUIR CHEVELU

---

## CHAPITRE PREMIER

ÉNUMÉRATION DES PRINCIPALES MALADIES SUR LE CUIR CHEVELU ET EN PARTICULIER DU PITYRIASIS

---

Les difficultés sont grandes, a dit M. Cazenave, quand ils s'agit d'étudier l'histoire des affections du cuir chevelu. Si, en effet, nous remontons au berceau de la médecine, nous trouvons une confusion qui, tout en apportant un obstacle invincible à la netteté des descriptions, étouffait dans son germe toute tentative d'originalité. Nous n'avons pas à nous occuper ici des diverses descriptions qu'ont données sur ce sujet Celse, Galien, Alexandre de Tralles, Paul d'Œgine chez les Arabes ; Avicennes, Haly-Abbas, plus tard Guy de Chauliac, A. Paré, Monardi, Guyon, et enfin le célèbre Rosen.

Quoi qu'il en soit, il faut arriver jusqu'à Alibert, pour trouver une bonne classification des affections du cuir chevelu , Alibert , dont l'enseignement fait une des gloires de la pathologie cutanée, vint enfin donner à la doctrine des teignes, et l'autorité de son nom et le double éclat de son style et de sa parole.

Notre intention n'est pas de décrire ici toutes les maladies dont le cuir chevelu peut être atteint; nous nous contenterons de jeter un coup d'œil rapide sur les principales affections de ce genre qui se sont présentées quelquefois à notre observation, en nous étendant plus longuement sur le *Pityriasis* et sur ses conséquences les plus ordinaires, la *Canitie* et la *Calvitie*.

### § 1. A. — Eczema du cuir chevelu.

L'Eczema (de *eczeó, effervesco*) est une inflammation de la peau caractérisée par une éruption de vésicules très-petites prurigineuses, agglomérées sur une surface rouge, et rapidement suivies d'écailles fines et d'excoriations. Cette maladie, qui affecte de préférence les parties les plus pourvues de follicules, et par conséquent le cuir chevelu, cause de vives démangeaisons et fournit une exhalation séro-purulente, laquelle, en se concrétant, forme des squames qui adhèrent

aux cheveux et les collent en paquets. Quelquefois, on trouve à peine quelque trace de liquide,
ce ne sont que des lamelles blanches et furfuracées, et sans une surface humide que l'on rencontre de temps en temps, on pourrait se mépren-
dre sur la nature de cette affection.

Lorsque l'eczéma du cuir chevelu passe à l'état
chronique, les cheveux tombent, mais les bulbes
n'étant pas altérés cette alopécie n'est que momentanée.

### B. — Herpès tonsurant.

L'herpès (de *ermeó* ramper) a été longtemps
employé comme synonyme de dartres; mais depuis
Willan, on entend par ce mot un nombre plus
ou moins considérable de vésicules rassemblées en
groupe sur une base enflammée et séparées
entr'elles par des portions de peau tout à fait intac-
tes; l'*herpès tonsurant* est caractérisé par des pla-
ques arrondies siégeant sur le cuir chevelu et dans
e squelles la peau, ressemblant à la chair de
poule, est parsemée d'aspérités. On remarque
alors que les cheveux sont rompus à quelques
millimètres au-dessus de l'épiderme, de manière
à former une véritable tonsure. Cette affection
n'entraîne pas l'alopécie à sa suite, elle altère
seulement la structure des follicules qui, alors
ne secrètent plus de matière nutritive; mais

aussitôt la guérison, on voit la peau reprendre son aspect ordinaire et les cheveux repousser assez rapidement.

### C. — Impetigo granulata.

Cette affection, qui se développe sur le cuir chevelu des enfants de deux à huit ans, d'un tempérament lymphatique et dont on a peu de soin, est caractérisée par des petites pustules qui, en se desséchant, forment des croûtes épaisses, rugueuses, jaunâtres ou verdâtres, peu étendues et isolées, qui agglutinent les cheveux par paquets, et que le vulgaire désigne sous le nom de *galons*. Les cheveux ne sont jamais détruits dans cette affection, et s'ils tombent quelquefois, ce n'est qu'une alopécie momentanée.

### D. — Porrigo. Favus. Teigne.

D'après M. Cazenave, le porrigo est une inflammation spéciale avec hypersécrétion de l'orifice extérieur du conduit pilifère, ayant pour siége principal le cuir chevelu. Il est caractérisé par un léger épanchement sous l'épiderme et autour du cheveu, d'une matière jaune qui ne tarde pas à se concréter et qui donne lieu à des croûtes jaunâtres en forme de godet arrondi et déprimé au centre. C'est la teigne proprement dite; et de toutes les affections du cuir chevelu, elle peut être regardée comme la plus dangereuse, tant à cause de sa nature, qui est contagieuse, qu'en raison de l'alopécie qui en est la suite presque inévitable. Les cheveux, en effet, par suite de ces excoriations superficielles, dont le suintement reproduit de nouvelles croûtes, sont d'abord amincis, décolorés et finissent par tomber et dégarnir complétement la tête; s'ils repoussent, ils sont grêles et lanugineux.

### 2. Du Pityriasis.

Le mot pityriasis (du gr. : *pituron*, son) était employé par les médecins grecs pour désigner une desquamation épidermique que l'on a comparée à du son. Les Latins se servaient du mot *porrigo*, comme le prouve ce vers du poète Serenus:

« *Cum caput immensâ pexum porrigine ningit.* »

A toutes les époques de la science, le mot de *furfures* a été employé, et on le retrouve dans Avicennes et la plupart des arabistes.

*Définition.* — Quoi qu'il en soit, le pityriasis est, pour les auteurs anciens et modernes, une affection cutanée superficielle, caractérisée par une exfoliation continue de petites écailles blanchâtres, furfuracées, minces, sèches et demi adhérentes, qui se renouvellent sans cesse et que le moindre mouvement fait tomber comme de la farine.

Le pityriasis est presque toujours apyrétique, mais nous l'avons vu prendre à son début une apparente acuité ; chez de jeunes sujets, il y eut fièvre, chaleur générale, agitation, courbature ; mais ces phénomènes durèrent peu, et l'herpès furfuracé ne tarda pas à reprendre sa marche habituelle.

Cette affection peut être bornée à certaines régions du corps plus ou moins circonscrites, ou envahir une partie et même la totalité de l'enveloppe cutanée, laissant quelquefois au-dessous de ces écailles une peau rouge et enflammée, mais s'accompagnant toujours d'un prurit plus ou moins prononcé.

*Variétés.* — Le pityriasis reconnaît plusieurs variétés que les auteurs ont décrites sous les noms de *rubra, nigra, versicolor, et alba.*

Le *Pityriasis rubra* est une forme assez rare de la maladie. Dans cette variété, les squames sont plus larges et plus adhérentes, et elles reposent sur une surface d'une rougeur superficielle et vive, mais sèche. Cette affection occupe ordinairement le cou et la tête, quelquefois toutes les parties du corps ; il y a alors prurit incessant et fièvre.

Le *Pityriasis nigra*, d'après quelques auteurs, ne différerait du précédent que par la couleur des surfaces sur lesquelles reposent les squames qui, au lieu d'être rouges, seraient d'un noir plus ou moins foncé. D'autres, au contraire, prétendent que la peau conserve sa coloration normale, comme dans le *Pityriasis alba*, mais que les squames sont d'un gris foncé et quelquefois noires. Cette variété mal connue paraîtrait occuper de préférence le cou et le front.

Le *Pityriasis versicolor* est caractérisé par des taches jaunâtres, de forme et d'étendue variables siégeant de préférence à la poitrine. Ces taches, qui se recouvrent de squamules furfuracées, sont plus ou moins rapprochées et laissent voir entre elles des intervalles où la peau conserve sa couleur normale. Dans cette affection, on ne rencontre aucuns symptômes généraux, si ce n'est le prurit.

Le *Pityriasis alba* est la forme la plus ordinaire; aussi allons-nous l'étudier plus au long et le décrire, à l'exemple de M. Cazenave, sous le nom de *Pityriasis capitis*, non qu'il ne puisse se développer également sur les autres parties du corps, mais parce que c'est au cuir chevelu qu'on le rencontre le plus fréquemment, et qu'il y constitue une affection très-répandue de nos jours.

Le *Pityriasis capitis,* véritable inflammation
chronique du cuir chevelu, se manifeste à l'œil
par un grand nombre de squames minces et
petites qui pourraient faire croire que la tête a
été saupoudrée de farine ou de son. La coloration
de la peau reste normale, mais il se produit une
sensation de fourmillement parfois extrêmement
pénible. Ces démangeaisons, en excitant les
malades à se gratter, déterminent la chute des
squames, qui se reproduisent avec une promptitude incroyable.

Le *Pityriasis* peut quelquefois demeurer à
l'état latent pendant un laps de temps assez
considérable ; on ne l'aperçoit alors que le matin,
lorsque le malade est échauffé par la chaleur du
lit. Cet inconvénient a lieu surtout chez les
femmes. Si l'on ne se hâte d'y porter remède, la
maladie ne tarde pas à augmenter, et parvenue
à son maximum d'intensité, elle devient un inconvénient réel et sérieux. Les cheveux, en effet
sont remplis d'une poussière blanche et épaisse,
à tel point que, au moindre mouvement imprimé à la chevelure, les habits se couvrent
d'un véritable flux farineux. Cette desquamation
est quelquefois si prompte et se continue d'une
manière tellement abondante, que la chute des
squames se produit sous l'action des doigts d'une

façon remarquable, quel que soit le point où on l'observe.

Il est à remarquer que cette maladie affecte de préférence la chevelure des femmes, probablement parce que chez elles les cheveux, plus abondants, donnent lieu à un excès de vitalité, ou à cause des fatigues éprouvées par le cuir chevelu à la suite des soins plus assidus que les cheveux épais et bien fournis réclament, soit enfin sous ces deux influences réunies.

*Diagnostic.* — Le *Pityriasis capitis* a été confondu assez souvent, surtout chez les enfants, avec plusieurs autres affections cutanées. On évitera cette erreur en n'oubliant pas que les squames du *Pityriasis* ne font pas de saillies sensibles au-dessus de l'épiderme, qu'elles sont parfaitement sèches, qu'elles ne sont accompagnées ni précédées de pustules ou de vésicules, et qu'on ne rencontre dans aucune autre affection cette reproduction incessante de lamelles furfuracées qui constituent le caractère distinctif du *Pityriasis*. Dans la Teigne tonsurante on trouve bien des poils brisés à quelques millimètres de la surface de la peau et entourés de flocons nacrés et d'écailles grisâtres, qui ont une certaine analogie avec le *Pityriasis*; mais alors on observe en même temps que cette rupture, l'engainement des poils, signes pathognomoniques de l'affection dermophitique, et qui rendent impossible toute erreur de diagnostic.

On comprend difficilement, quand on a étudié les affections cutanées dans les livres, que le *Pityriasis versicolor*, si remarquable par la couleur jaunâtre de ses surfaces, puisse être confondu avec le *vitiligo*. Il y a néanmoins des cas dans lesquels l'incertitude est un instant permise, surtout lorsqu'on n'a pas l'œil exercé; on prend alors la couleur normale pour la couleur pathologique.

*Pronostic.* — Cette affection, presque toujours benigne, bien que présentant souvent une certaine tenacité, n'offre par elle-même aucune gravité sérieuse; mais quand on songe à ses fréquentes récidives, à la difficulté de sa guérison et surtout à l'alopécie dont elle est très-souvent la cause, le pronostic en est assez grave. Il n'est pas rare, lorsque le *Pityriasis* dure depuis assez longtemps, de voir les cheveux devenir secs, grêles, cassants, et tomber par poignées sous l'action du peigne, soit que leur secrétion ait été altérée, soit que les squames dont ils sont entourés forment un obstacle pour ainsi dire mécanique à leur libre sortie et à leur développement. Cette chute des cheveux arrive quelquefois avec une promptitude tellement grande et une intensité telle, qu'on a vu, en très-peu de temps, des femmes qui se faisaient remarquer auparavant par l'abondance et le luxe de leur chevelure, pouvoir à peine suffire aux exigences de la plus simple coiffure. Heureusement, cette alopécie n'est que momentanée, et les cheveux peuvent repousser, après la guérison, presque aussi beaux qu'auparavant.

*Durée.* — La durée de cette affection est très variable ; elle peut persister pendant un temps indéfini, présentant de temps à autre des intervalles de rémission momentanée pendant lesquels les malades se croient pour toujours débarrassés de cette affection ; mais elle ne tarde pas à récidiver et reparaît alors avec autant de force et d'intensité qu'auparavant.

*Etiologie.* — Le *Pityriasis* atteint plus fréquemment les femmes que les hommes, et s'observe à tous les âges, mais sous des formes différentes. Chez les adultes et les vieillards il revêt des caractères identiques et tels que nous les avons décrits plus haut ; chez les jeunes enfants, au contraire, la desquamation sèche ne se présente pas tout d'abord. Au début, la peau est rouge, douloureuse, et occasionne un vif prurit qui fait crier les petits malades. On ne voit alors qu'une espèce de sérosité sèche et peu adhérente, puis des écailles minces, blanches, foliacées, se détachant de la peau en fragments d'une étendue variable, plusieurs même, selon le docteur Gibert, de la largeur de l'ongle. Certains aliments, des émotions morales, l'insolation, ont été regardés comme causes de *Pityriasis*, mais des renseignements fournis par les malades eux-mêmes n'ont rien appris de positif à cet égard. Nous pensons que l'irritation produite par un frottement répété, les peignes et les brosses trop rudes, et l'emploi d'un grand nombre de cosmétiques, paraissent être les plus puissantes causes de cette affection.

## CHAPITRE II

### DE LA CANITIE.

On appelle *Canitie* (de *canus,* blanc) la coloration blanche des cheveux. C'est le polia des grecs, le *canitia, canities* des latins.

Tous les auteurs s'accordent à reconnaître trois espèces de Canitie: celle qui résulte de l'âge et que l'on appelle sénile, celle qui est produite par une cause accidentelle, et la Canitie congénitale.

#### § 1. Canitie sénile.

La Canitie sénile commence ordinairement de trente à quarante ans ; elle est le résultat de

l'âge et forme plus ou moins un des attributs de
la vieillesse. Elle débute presque toujours par
les tempes pour de là se rendre au sommet, puis
au reste du cuir chevelu. Voici comment on
explique ce phénomène: par les progrès de
l'âge, toutes les sécrétions subissent, comme on
sait, un certain degré d'altération; elles sont
pour ainsi dire plus aqueuses, plus fluides, moins
animalisées. L'organe cutané, surtout, ressent
vivement cette espèce de décadence, il se vide,
perd son vernis juvénil et s'atrophie par
degrés. Ses sécrétions doivent, par conséquent,
participer à cet état ; aussi n'y a-t-il rien
d'étonnant que l'huile animale, que les bulbes
tiraient de la substance de cet organe, devienne
de moins en moins colorée et qu'elle finisse par
blanchir tout-à-fait avec les tiges capillaires
qu'elle pénètre.

### § 2. Canitie congénitale.

La Canitie congénitale est rare; elle est attribuée, par Scheinck, à la diminution ou à l'absence de la chaleur naturelle. Quoi qu'il en soit
de cette opinion, qui n'est pas celle de tous les
auteurs, on sait que sous certaines latitudes et
en dehors de la zône polaire, il existe des individus dégénérés ayant tout le système pileux

blanc: ce sont les Albinos, dont déja il a été question.

La plupart des faits de Canitie congénitale ont été révoqués en doute, il en est cependant quelques-uns d'une incontestable authenticité, parmi lesquels on peut ranger ceux rapportés par le collectionneur Scheinck. C'est ainsi qu'il a connu un sénateur de Schaffouse, nommé Conrad de Waldkirck qui, dès sa naissance, eut un côté de la tête couvert de cheveux blancs, et la barbe du côté opposé fut de la même couleur quand elle commença à pousser.

Georges Bannœus cite le cas d'un enfant qui avait la moitié des cheveux entièrement noire et l'autre moitié très-blanche.

Bartholini et Briedlin disent avoir eu l'occasion d'observer des Canities semblables, et tous les auteurs s'accordent à considérer cette décoloration anormale comme causée par une lésion partielle de la sécrétion de la matière colorante du poil (1).

§ Canitie accidentelle.

La Canitie accidentelle, moins rare que la précédente, mais beaucoup moins fréquente que la Canitie sénile, survient à la suite de causes

---

(1) CULLERIER, *Dict: des sc. med.* Tome IV, page 6.

très-nombreuses. Tout ce qui peut affaiblir
l'organisation, rendre languissante l'action vi-
tale, a dit M. Cullerier, produit ou hâte le changement de couleur des poils ; ainsi un traitement
mercuriel trop répété, les excès dans l'usage
des vins, des pertes séminales trop fréquentes,
des maladies ou très-aiguës ou très-longues, des
douleurs permanentes de la tête, les travaux
assidus de l'esprit, les vives impressions morales sont autant de causes de la Canitie accidentelle.

Toutefois, ces causes ne sont pas les seules, et
M. Cazenave (1) cite encore des faits où l'influence accidentelle toute locale ne saurait être
méconnue. Ce sont ces Canities partielles qui
succèdent à certaines cicatrices, ces décolo-
rations générales qu'on observe après le *favus*.

La Canitie accidentelle peut être divisée en
trois groupes principaux ; nous nous bornerons à
citer quelques exemples de chacun d'eux.

A Canitie accidentelle par causes générales.

Un individu phthysique, âgé d'une vingtaine
d'années et placé à l'hôpital de Milan, avait des
cheveux d'une blancheur tellement remarquable,
qu'on allait exprès le voir comme une rareté. (2).

---

(1) CAZENAVE, Loco citato, page 292.
(2) OPUSCULES, choisis de Milan.

Un autre jeune homme vit tous ses poils, et
en particulier ses sourcils, blanchir à la suite
de la variole qu'il venait de subir. (1).

Un troisième éprouva le même effet consé-
cutivement à une fièvre ataxique (2).

B. — Canitie accidentelle par causes locales.

L'arrachement des poils fréquemment répété
est regardé comme une cause de Canétie. Tout
le monde sait que les hippiâtres emploient ce
moyen sur les chevaux, quand ils veulent établir
une tache blanche sur un point donné, ce qui le
plus souvent a lieu à la région frontale.

C. — Canitie accidentelle par causes morales.

Nous avons déjà cité l'exemple du duc de
Mantoue, et les annales de la science et de
l'histoire fourmillent de faits semblables. Saint-
Vallier fut frappé de Canitie subite en apprenant
que sa fille, Diane de Poitiers, était devenue la
maîtresse du roi (3).

Une personne de notre connaissance, âgée de
trente ans, blanchit presque entièrement à la suite
d'une funeste nouvelle.

(1) Ludwig, cité par Blumenbach,
(2) Boucheron, page 43.
(3) Loury, loco citato.

Marie Antoinette présenta le même phénomène, lors de sa translation au Temple, ainsi que la nommée Poret, femme Leclerc, à la suite de la vive émotion qu'elle éprouva en se voyant citée devant la chambre des pairs, pour y déposer dans le procès de Louvel (1).

Un seigneur de Montpellier, ayant été mis en prison comme coupable d'un crime, devint tout blanc dans l'espace d'une nuit. (2).

Au moment où les valets du bourreau détachaient de la croix de saint André, pour les jeter dans le brasier, les tristes restes de Damiens accusé de régicide sur la personne de Louis XV, on s'aperçut que les cheveux du patient qui étaient bruns lorsqu'il arriva en Grève, étaient devenus blancs comme neige. (3).

Cœlius cite qu'un homme qui cherchait à prendre un nid d'éperviers et dont la corde qui le tenait suspendu pouvait inopinément rompre, éprouva une telle frayeur que sa tête blanchit subitement.

*Le Courrier Médical* (numéro du 12 juin 1869) raconte le fait suivant :

« Le 19 février 1859, dit-il, la colonne du général

(1) RAYER, ouvrage cité, page 733.
(2) BORELLY, *Obs :* lib. 1. obs 26..
(3) *Mémoires de Samson,* Tome II, page 352 (1862).

Francks, qui opérait dans la partie méridionale du royaume d'Oude, eut un engagement, près du village de Chamba, avec un corps de rebelles; plusieurs prisonniers furent faits aux ennemis; un deux, un cipaye de l'armée de Bengale, âgé de cinquante-quatre ans environ, fut conduit devant les autorités pour y subir un interrogatoire. J'eus alors, dit le chirugien-major Farry, l'occasion d'observer directement sur cet homme, au moment même où ils se produisirent, les faits dont je vais donner la relation.

Le prisonnier parut avoir pour la première fois conscience du danger qu'il courait à l'instant où, dépouillé de son uniforme et complétement nu, il se vit entouré de soldats; il se mit aussitôt à trembler violemment, la terreur et le désespoir se peignirent sur ces traits, et bien qu'il répondit aux questions qu'on lui adressait, il paraissait véritablement stupéfié par la peur. Or, sous nos yeux mêmes, et dans l'espace d'une demi-heure à peine, ses cheveux que nous avions vu d'un noir brillant, grisonnèrent uniformément sur toutes les parties de la tête.

Un sergent qui avait fait le prisonnier s'écria tout à coup: « Il tourne au gris! » et appela ainsi notre attention sur ce singulier phénomène, dont nous pûmes ensuite, ainsi que plusieurs autres personnes, suivre l'accomplissement dans toutes ces phases. La décoloration de ses cheveux s'opéra d'une manière graduelle; mais elle devint complète et générale dans le court espace de temps qui a été indiqué.

Nous pourrions multiplier les exemples à l'infini, mais ceux que nous venons de rapporter nous paraissent suffire pour la démonstration du fait.

Cette rapidité avec laquelle la Canitie peut se produire? ne semble-t-elle pas établir entre les cheveux et l'encéphale une intime corrélation. Elle rappelle ce vers admirable d'un auteur latin:

*O nox ! quam longa es quæ facies una senem !*

Si maintenant nous résumons les causes des différentes variétés de Canities, nous verrons qu'elles peuvent être attribuées : 1ᶜ à l'absence du principe colorant, par suite d'un vice de conformation avant la naissance ; 2ᶜ à la résorption ou au changement subit de la nature de ce même principe par l'effet de la terreur ; 3° à la suppression de la matière colorante suppression qui arrive progressivement et est occasionée par tout ce qui est capable de diminuer la vitalité.

On a voulu établir une différence entre l'apparition de la Canitie sénile et celle de la Canitie accidentelle. Guyon (1) prétendait que dans la première, la décoloration des poils commençait par la pointe, tandis que dans la seconde, c'est la base du cheveu qui en est le point de départ. Cette distinction, qui a eu long-

---

(1) *Miroir de Beauté,* chap. iv.

temps cours dans la science, paraît dénué de tout fondement. Il serait plus exact de dire que la Canitie sénile arrive progressivement et avec lenteur, tandis que la Canitie accidentelle se manifeste, en général, avec beaucoup plus de rapidité.

## CHAPITRE III

### DE L'ALOPÉCIE OU CALVITIE

La chute des cheveux et des autres poils qui se rencontrent sur toute la surface du corps de l'homme, que cette chute soit naturelle ou accidentelle, a été désignée sous le nom de *calvitie* ou *Alopécie* (du grec *alopêz*).

Quelques auteurs ont cependant voulu établir une distinction entre ces deux termes; d'après eux, le mot *alopécie* devrait être appliqué à la chute des poils dans une partie quelconque du corps, tandis que la *calvitie* signifierait seulement la perte naturelle des cheveux. Quoi qu'il en soit de cette distinction, et de quelque nom particulier que l'on puisse appeler chacun de ces modes pathologiques, nous les réunirons, à l'exemple de M. Cazenave, sous deux espèces principales: 1° l'Alopécie naturelle; 2° l'Alopécie pathologique.

§ 1. Alopécie Naturelle.

L'Alopécie naturelle peut être considérée comme le résultat d'une altération matérielle du bulbe, qu'elle soit congénitale ou sénile.

### A. — Alopécie naturelle congénitale.

L'absence congénitale et le développement ultérieur du système pileux sont un phénomène très-rare, qui cependant a été observé plusieurs fois, et notamment par le professeur Rayer. Cet auteur en cite un cas très-remarquable, dont il a été lui même le témoin, en 1827, à l'hôpital de la Charité (1).

Hérodote prétend que certains peuples de la Scythie sont souvent atteints de calvitie congénitale (2). Pline en dit autant des habitants de l'île Mycone, une des Cyclades (3).

Cette Alopécie peut être générale, mais le plus souvent elle n'est que partielle et limitée à certains points lisses et unis sans traces de duvet.

### B. — Alopécie naturelle sénile.

Contrairement à celle que nous venons de

---

(1) RAYER, *loco* citato, page 735.
(2) HÉRODOTE, Livre iv, n° 23.
(3) PLINE, Livre ii, chap. 37.

5

parler, l'Alopécie naturelle sénile, ou Calvitie proprement dite, se présente fréquemment à l'observation, et les hommes qui, parvenus à un certain âge n'en sont point atteints, semblent faire exception à la règle générale. La Canitie sénile, à raison même de sa signification, ne devrait commencer que vers l'âge de cinquante à soixante ans, mais une foule de circonstances peuvent hâter singulièrement son apparition. C'est ainsi que les chagrins, les veilles prolongées, les préoccupations intellectuelles peuvent être regardées comme causes prédisposantes et occasionnelles de cette affection. Elle se trouve dans les familles, dit M. Devergie, de père en fils, et il n'est pas rare de voir des personnes de vingt-quatre à vingt-six ans devenues presque chauves et obligées de recourir à l'art du coiffeur pour suppléer à leur infirmité. Chaque année, elles sont obligées de faire donner plus d'étendue à leur chevelure artificielle, jusqu'à ce qu'elles portent une perruque (1).

L'alopécie sénile atteint plus fréquemment les hommes que les femmes; elle débute ordinairement par le sommet de la tête, gagne les tempes et dans bien des cas épargne les cheveux qui siègent à la base de la nuque. Ce phénomène

(1) *Journal de méd. et de chir. pratiques*, Tome XVIII, page 508.

reconnaîtrait pour cause la différence qui existe entre le derme du sommet de la tête et celui de la région occipitale. Dans le premier en effet on rencontre bien moins d'artères que dans le second, et l'on sait que la vitalité des bulbes est toujours en raison directe avec les téguments dans lesquels ils sont implantés.

J'ai déjà dit que l'alopécie était une altération matérielle du bulbe, en effet d'après les observations faites par Bichat, Boucheron, et M. Cazenave, dans l'alopécie congénitale il y aurait lésion ou insuffisance de la sécrétion destinée à la formation du poil, tandis que dans la véritable calvitie le bulbe serait complétement atrophié et détruit ou du moins il présenterait les signes caractéristiques d'une profonde dégénérescence des follicules pileux.

### § 2. Alopécie Pathologique.

L'alopécie pathologique est, ainsi que son nom l'indique celle qui reconnait pour cause une maladie générale ou une affection locale. Nous allons l'examiner sous ces deux formes différentes.

### A. — Alopécie symptomatique d'un état général.

Cette alopécie mérite d'autant plus d'attention et d'intérêt qu'elle est plus obscure. Elle n'est

pas la suite de l'absence congénitale du bulbe
ou de sa disparition, mais le cheveu n'est plus
sécrèté, ou il tombe par suite d'insuffisance dans
sa nutrition, conséquences de troubles ou de modifications profondes de l'économie.

Parmi les causes générales pouvant produire
cet effet il faut ranger toutes les affections susceptibles de débiliter profondément l'organisme.
Ainsi la chûte des cheveux n'est pas rare dans
la convalescence des maladies graves surtout
des fièvres typhoïdes, du typhus, à la suite de
pertes de sang considérable etc. Beaumès, Lemery et Alibert, ont en outre cité des exemples
dans lesquels on a vu survenir l'alopécie à la
suite d'une violente gastro-entérite, après certaines couches, dans le cours de la phthysie etc.
M. Duchesne Duparc nous a plusieurs fois
rappelé dans son cours clinique l'observation
d'une dame âgée de 36 ans d'une bonne santé
générale, qui à la suite de sa dernière couche
remontant à une dizaine d'années a vu successivement tomber ses cheveux, ses cils, ses sourcils et s'effacer également des autres régions
toute trace de système pileux. Cette alopécie
générale a résisté aux traitements les plus variés et ne peut être attribuée qu'à la complète
atrophie des bulbes pilifèr s.

On doit encore ranger dans cette classe l'alopécie syphilitique que quelques auteurs désignent sous le nom de *pelade*. On a prétendu que cette alopécie était très rare, M. Cazenave n'est pas de cet avis et il a pu, dit-il l'observer un très grand nombre de fois.

M. le docteur Fabrège, notre honorable ami a connu un espagnol âgé de trente-huit ans qui à la suite d'une affection spécifique contractée à Cuba et dont il n'avait jamais pu se débarrasser d'une manière complète, avait vu les ongles de ses pieds et de ses mains prendre une teinte bistrée et tous les poils de son corps, y compris la barbe, les sourcils et les cheveux disparaitre entièrement.

Enfin il est une calvitie partielle qui s'observe assez fréquemment chez les jeunes personnes, les cheveux s'éclaircissent sans causes apparentes, de petites écailles se détachent, il y a des démangeaisons, mais jusque là supportables. Ce n'est qu'une des formes très-légères de pityriasis chronique, et nous renvoyons nos lecteurs au chapitre de cette affection.

B. — Alopécie par causes locales.

Nous avons vu précédemment que les affections cutanées qui attaquent le cuir chevelu peuvent altérer les cheveux et en déterminer la chûte; il en est de même de la barbe et des

autres poils qui recouvrent les différentes parties
du corps ainsi l'*eczéma,* l'*impétigo,* le *psoriasis*
la *lèpre* sont fréquemment la cause de ce genre
d'alopécie. Mais parmi les dermatoses il en est
qui ont pour effet plus spécial de la produire
ce sont le *favus,* l'*herpès tonsurant* et le *porrigo
decalvans.*

Cette espèce d'alopécie peut n'être que tempo-
raire comme par exemple après l'eczéma et l'impétigo. Le bulbe a été alors plus ou moins gêné,
dans sa nutrition ; une fois la maladie guérie on
voit souvent les cheveux reprendre leur vitalité
et repousser avec d'autant plus de vigueur que
l'atrophie du bulbe est moins prononcée. Ainsi
tel enfant qui aura dès l'abord une chevelure
forte et qui sera affecté pendant plusieurs années d'un eczéma du cuir chevelu pourra ne
plus offrir même longtemps après la guérison
que des cheveux minces rares et courts. Tel
autre, ou contraire verra reparaître sa chevelure
aussi forte et aussi belle si la maladie n'a duré
que quelques mois.

A la suite de la *teigne faveuse* et de la *teigne
decalvante* la calvitie peut arriver de plusieurs
manières. Le plus souvent, dit le docteur Bazin
il y a oblitération du canal pilifère oblitération
produite soit par la pression de la matière para-
sitaire soit par l'inflammation du follicule pi-

leux (peut-être même un certain degré d'inflammation est-il toujours nécessaire). En même
temps que le conduit s'oblitère, la papille pi-
leuse s'atrophie de plus en plus et finit par être,
détruite. D'autrefois (ce phénomène avait échappé
à l'attention des observateurs) il n'y a ni oblitération du canal ni atrophie de la papille, mais
cette papille a subi une altération spéciale par
suite de laquelle elle ne produit plus que de
l'épiderme au lieu de sécréter le pigment nécessaire à la formation du poil (1).

### Xérotrixie, Hidrotrixie.

Il nous reste à dire deux mots de deux états
particuliers que présentent très souvent les cheveux et dont on a voulu faire de véritables
affections. Ce ne sont pour nous que des symptômes, aussi malgré les efforts de certains
auteurs on n'a pu les faire admettre dans le
cadre nosologique.

Le premier de ces états désigné sous le nom
de *xérotrixie* consiste dans une sécheresse
considérable des cheveux, déterminée par le
défaut d'huile animale dont la sécrétion a été
momentanement ou pour toujours supprimée.

---

(1) Bazin. — *Affections cutanées \parasitaires,* page 54 (1862).

Le second de ces états l'*hydrotrixie* consiste au contraire dans une hypersécrétion de l'huile animale qui arrose les tiges capillaires et par conséquent occasionne une espèce de collement, d'empâtement qu'on a appelé *état gras des cheveux*. Cet état serait, dit-on le résultat d'une irritation particulière des follicules pileux donnant lieu à une sécrétion bulbienne exagérée.

# TROISIÈME PARTIE.

## THÉRAPEUTIQUE DU CUIR CHEVELU.

### CHAPITRE PREMIER

#### MÉDICATION. — DANGER DES COSMÉTIQUES.

Pour bien traiter les affections du cuir chevelu il ne suffit pas de connaître leurs manifestations extérieures et leur nom tiré des apparences qu'ils offrent à nos yenx, il faut en outre examiner la nature de ces maladies et les étudier dans leurs causes et leurs rapports avec les autres affections. Rien en effet ne peut faire reconnaitre plus promptement un esprit observateur et les lumières d'une pratique entendue que la facilité avec laquelle on découvre jusque dans leurs plus simples détails, les signes différentiels et caractéristiques de chaque affection, qui permettent de porter un diagnostic sûr et par suite un traitement rationnel et propre au genre de maladie que l'on veut combattre. C'est pour cette raison que la thérapeutique était anciennement si peu efficace contre les affections du cuir chevelu.

Jusques au siècle dernier les médecins qui se sont occupés des maladies de la peau n'ont accordé qu'une attention médiocre aux affections du cuir chevelu, et le traitement de ces maladies mal connues et mal étudiées a été jusqu'alors abandonné aux empiriques. Aussi ne faut-il pas s'étonner de trouver comme remèdes les plus accrédités des mélanges impropres, préparés avec des substances énergiques et s'appliquant indistinctement à toutes les affections dont il s'agit. De nos jours les médecins ne dédaignent plus de s'occuper de ces affections dont ils apprécient toute l'importance et la dermatologie devenue évidemment pratique est entrée dans la vraie médecine; dans celle qui ne se contente pas de nommer les maladies mais qui surtout s'efforce de les guérir.

Notre intention n'étant pas de passer en revue tous les médicaments préconisés et employés jusqu'à ce jour contre les maladies du cuir chevelu nous citerons seulement les préparations les plus employées de nos jours et dont les pra-

ticiens les plus distingués ont obtenu des résultats satisfaisants.

La plupart des médecins reconnaissant dans
la dermatopathie un vice constitutionnel et même
héréditaire, ont regardé comme insuffisante
une médication simplement locale, aussi ont-ils
employé en même temps un traitement général.
C'est à ce titre que l'on doit l'usage des purgatifs,
des diurétiques, des sudorifiques et, chez les
personnes lymphatiques et les jeunes sujets de
l'huile de foie de morue, et des iodures. Chaque
jour on obtient de très bons effets de l'emploi
des sulfureux administrés à l'intérieur sous
forme d'eaux minérales telles que les eaux
d'Enghien, de Bonnes, de Barrèges etc.

Le traitement local varie suivant les différentes phases des affections que l'on a à combattre; s'il y a inflammation, la susceptibilité
de la peau sera modifiée par une médication
émolliente, farine, son, amidon etc. Ce n'est que
plus tard qu'il convient d'employer les lotions
ou pommades actives. Parmi les agents qui
forment la base de ces préparations nous citerons
les sulfureux, le sulfure de chaux, les alcalins,
le cyanure de potassium, l'oxyde de zinc, le tannin,

l'huile de cade et un grand nombre d'autres qui
ont donné des résultats favorables.

Nous ne voulons pas contredire ici la valeur
de ces différents agents thérapeutiques; toutefois
nous ne pouvons nous empêcher de nous élever
avec force contre l'emploi de certaines pommades employées pour guérir le pityriasis et qui
pour la plupart ont un sel hydrargyrique pour
base. Ainsi la *pommade citrine* regardée comme
antipityriasique, contient une très forte quantité
de mercure et peut, par une application mal di-
rigée produire de graves accidents.

Il est un autre produit très-répandu de nos
jours et hautement préconisé pour faire disparaître les pellicules du cuir chevelu, et dans
lequel le mercure sous sa forme la plus toxique
entre en grande partie. Pour s'en convaincre il
suffit de répéter l'expérience que nous avons vu
faire très souvent par un docteur de nos amis
qui, pour faire voir le danger de cette pommade,
en faisait recouvrir une bague en or et conseillait
ensuite de la frotter avec un linge. Cette bague
changeait immédiatement de couleur par le
frottement et devenait blanche comme de l'argent, attestant ainsi aux yeux de l'expérimen-
tateur, par ce réactif, la présence du mercure.

Ce n'est pas que nous voulions faire ici le
procès au mercure mais, tout le monde le sait,

les succès de cet agent thérapeutique ont été
bien souvent balancés par les effets les plus
fâcheux au point de fixer, dans quelques états,
l'attention du gouvernement. Ainsi vers l'an
1730, on en a défendu l'administration dans les
hôpitaux de Padoue et cette proscription s'est
même étendue dans plusieurs autres états d'Italie.
Ces assertions sont graves, mais il est facile de
les prouver. — Que d'irritations nerveuses
que rien ne peut détruire, que de spasmes, que
d'affections de la poitrine, de la tête, des yeux,
du cerveau, qui ne reconnaissent d'autres causes
que l'usage du mercure! Quelque adoucissement
dit un savant physiologiste, que reçoivent ces
préparations il est constant qu'on ne les dépouille
jamais de leur partie corrosive (1) chez certains
malades il produit l'atonie, l'inertie et l'affaiblis-
sement ou la perte des facultés intellectuelles.

D'après le célèbre professeur Carrère (2),
presque toujours, chez les personnes délicates
et sensibles, et quelquefois chez les hommes
forts et robustes, l'usage du mercure altère la
constitution naturelle, et la rend très-sensible
et très-irritable. La phthisie nerveuse, des

---

(1) *Différentes Méthodes de traiter les Maladies vénériennes,*
page 100 et suivantes.

(2) *Recherches sur les Maladies vénériennes chroniques,* p. 138.

fièvres du même caractère, le tremblement des membres, l'ostéite, la périostéite, etc. en sont quelquefois les suites.

En présence de ces funestes effets bien connus ne serait il pas plus sage et plus prudent de substituer à cet agent dont l'emploi réclame une si grande attention, un produit tout-à-fait inoffensif et en même temps doué de propriétés médicatrices puissantes et d'une efficacité, certaine contre le pityriasis. Sans doute l'emploi du médicamment ordonné et dirigé par les hommes de l'art n'offre pas toujours les mêmes inconvénients puisqu'une main savante peut en neutraliser au besoin les funestes effets; mais nous nous demandons qui viendra arrêter l'intoxication causée par ces produits sans nombre composés de mercure et d'autres substances vénéneuses que quelques parfumeurs plus avides de spéculer sur la crédulité publique que désireux d'être utiles à l'humanité ont répandu à flots sur la génération actuelle.

Ces quelques réflexions nous entraînent naturellement à dire un mot des cosmétiques et autres articles de toilette dont l'emploi n'est pas sans dangers.

### § 2. Des Cosmétiques.

L'usage des cosmétiques remonte aux temps

anciens, ils étaient alors en rapport avec la
considération que chaque peuple attachait à la
chevelure, et les médecins de l'antiquité ne dé-
daignaient pas de s'en occuper puisque nous re-
trouvons dans Hippocrate, Celse, Gallien, un
grand nombre de formules de cosmétiques. A
cette époque comme de nos jours les substances auxquelles on attribuait les propriétés
les plus extraordinaires étaient sans nombre,
mais si d'un côté leurs vertus étaient peu
efficaces, elles avaient du moins l'avantage
de ne pas être vénéneuses et nuisibles comme
presque tous les cosmétiques actuellement à la
mode. Ces préparations en effet ne sont malheu-
reusement jamais inertes, et si elles ne pro-
duisent pas l'effet désiré on est toujours certain
de ressentir l'influence fâcheuse des principes
vénéneux qu'elles contiennent. C'est un poison
qui s'infiltre goutte à goutte dans l'économie et
qui pour être plus lent n'en est pas moins dan-
gereux. -

Cette assertion est bien justifiée; depuis les
expériences faites par notre très honorable
maître le docteur Reveil, professeur à l'école
supérieure de pharmacie, et à la faculté de médecine de Paris. Ayant été chargé par l'administration judiciaire d'analyser plusieurs produits
de parfumerie dont on avait constaté les effets

morbides, ce savant professeur a trouvé à l'aide d'une analyse attentive, dans la majorité de ces cosmétiques des poisons violents capables de déterminer les accidents les plus funestes. (1) Parmi les faits nombreux que nous pourrions citer à l'appui nous nous bornerons à signaler les suivants.

L'*eau de la floride* préconisée pour rendre aux cheveux le principe colorant qu'ils ont perdu les fortifier et les empêcher de tomber tout en entretenant la propreté de la tête dont elle détruit les pellicules, doit sa vertu incontestable, d'après les annonces, *aux sucs de plantes exotiques* et aux *substances bienfaisantes et inoffensives* dont elle est composée.

D'après le professeur Reveil, elle contient de la *fleur de soufre*, de l'*oxyde de plomb*, de l'*acide acétique* et de l'*eau de roses*. Nous cherchons en vain les substances ci-dessus énoncées : est-ce l'*eau de roses* que l'on décore du nom brillant de *sucs de plantes exotiques*, et faut-il regarder comme *bienfaisants* et *inoffensifs* l'*acide acétique* et l'*oxyde de plomb*, lorsque tout le monde sait que la première de ces substances peut servir à former des vésicatoires, et l'intoxication saturnine de l'oxyde de plomb est

---

(1) *Des Cosmétiques au point de vue de l'hygiène*, etc., in-8°.—1862

parfaitement connue des ouvriers qui travaillent ce métal. Il est en outre certain que cette composition, par ses principes irritants, loin de faire disparaître les pellicules du cuir chevelu est une cause évidente de pityriasis.

L'*Eau de Bahama* ne diffère de la précédente que par la substitution de l'*anis* aux parfums de la *rose*.

L'*Eau d'Afrique* pour teindre les cheveux, la *Teinture Américaine* pour la barbe, l'*Eau Egyptienne*, l'*Eau du Mont-Blanc,* ainsi que les *mélanogènes* et *chromacomes* doivent leurs propriétés à l'*azotate* ou *nitrate d'argent (pierre infernale)* et à l'*ammoniaque* en plus ou moins grande quantité.

Quant à la teinture décorée du nom captieux de *Teinture végétale, la première adoptée par les feuilles médicales,* etc, nous nous demandons comment on a pu trouver des traces du règne végétal là où l'analyse n'a reconnu que du *nitrate d'argent* et de l'*ammoniaque* étendu d'eau.

Si nous examinons maintenant les poudres pour pâtes épilatoires, nous trouverons qu'elles contiennent toutes, ou a peu près, de l'*orpiment* ou *trisulfure d'arsenic*. Les dangers réels et les accidents graves qui souvent ont suivi leur emploi, ont décidé depuis longtemps les médecins à les abandonner. Mais il est une préparation qui pour être moins dangereuse peut-être, n'en est pas moins nuisible ; nous voulons parler d'une pâte déjà stigmatisée par l'autorité judiciaire, et que chaque jour cependant nous voyons annoncée publiquement avec les noms pompeux de *Santé ! Beauté !* Cette composition, trouvée dans de soi-disant précieux manuscrits, est proclamée infaillible pour faire tomber à l'instant, et pour toujours, *sans le moindre inconvénient,* tout poil ou duvet importun.

Si nous considérons que l'application d'un mélange de *chaux vive* et de *sulfure de sodium,* base de cette pâte épilatoire produit une vive inflammation et détermine des pustules dont la cicatrisation peut laisser des traces indélébiles, nous sommes obligés de reconnaître l'efficacité supérieure de cette composition. Contrairement aux autres produits, ne donne-t-elle pas plus qu'elle ne promet, en détruisant non-seulement les poils et duvet, mais en enlevant la peau sur laquelle ils sont implantés ! Il nous semble toutefois qu'une cicatrice est un *inconvénient* plus grave pour la *beauté* et la *santé* que la présence de quelques poils ou duvet importuns.

A côté de ce produit nous devons placer le *Lait antéphélique* qui détruit les taches de rousseur, masques, boutons, feux au visage, tout en conservant à la peau sa pureté, sa fraîcheur et sa clarté. La composition de cette eau dans laquelle, le professeur Reveil, a trouvé du *sublimé corrosif,* ou *deutochlorure de mercure,* de l'*oxyde de plomb,* du *camphre* et de l'*acide sulfurique,* nous dispense de tout commentaire et démontre clairement les propriétés nuisibles pour ne pas dire dangereuses de cette préparation.

Aujourd'hui que la beauté pâle est de saison, il nous semble utile de dire quelques mots des *Fards,* depuis longtemps abandonnés et que l'usage tend à faire revivre. On peut les diviser en deux catégories, les *fards blancs* et les *fards rouges.* Parmi les premiers, ceux qui sont composés de *craie* ou de *talc* sont inoffensifs; les *blancs de zinc,* de *bismuth* ne contiennent également aucun principe vénéneux et n'ont d'autres inconvénients que d'opposer par leur couche, plus ou moins épaisse, un obstacle mécanique à la perspiration de la peau. On ne peut pas en dire autant des *blancs de plomb* connus sous le nom de *blancs de théâtres, blancs de perles,* qui ont fréquemment occasionné des empoisonnements-saturnins, comme on peut en trouver de nombreux exemples dans les travaux de M. Chevallier. (*Annales d'hygiène publique,* tome XIII, page 97, 1860).

La seconde catégorie comprend les *fards rouges* en poudres, pommades ou liquides. Ils doivent presque tous leur coloration au *bi-sul-fure de mercure*, au *carmin*, à la *carméine*, et sont par conséquent toxiques, tout en enflammant et ternissant la peau sur laquelle on les applique.

On nous objectera peut-être que les préparations insolubles appliquées sur la peau ne sont pas absorbées, mais si l'on considère que leur mélange avec l'acide sudorifique peut former des combinaisons solubles, le doute ne sera plus permis, puisque d'après le D^r Flandrin, le sulfate de plomb lui-même, un des corps les plus insolubles que l'on connaisse, peut être absorbé par la peau.

Faut-il conclure de tout ce que nous venons de dire sur les cosmétiques, qu'il faille abandonner les cheveux à eux-mêmes et laisser à la nature le soin de leur entretien ? Telle n'est pas assurément notre pensée. Admirateur, autant que tout autre, d'une belle chevelure, nous sommes loin d'en blâmer la culture et l'ornement, nous voulons au contraire diriger le choix des produits destinés à son embellissement et à sa conservation. Nous avons voulu prémunir nos lecteurs contre ces annonces fallacieuses et mensongères, qui sous des dehors trompeurs viennent vous offrir le poison dans des coupes dorées. Si l'on faisait à plusieurs personnes cette question d'Auguste à sa fille Julie : lequel elles aimeraient le mieux ou être chauves, ou avoir les cheveux blancs ; toutes assurément répondraient comme elle : j'aime mieux avoir les cheveux blancs. Et cependant la plupart, à l'exemple de Julie, hâtent la calvitie par l'emploi fâcheux de cosmétiques irritants, de pommades qui excitent la peau et qui, destinées à empêcher la chute des cheveux, déterminent l'alopécie. C'est ce que l'on rencontre journellement dans les cas de pityriasis, cette affection du cuir chevelu si fréquente et si rebelle, et qui reconnaît pour cause la plus fréquente, l'usage des cosmétiques de mauvaise composition. Il était donc nécessaire de remplacer ces compositions nuisibles et dangereuses par un produit doué de propriétés hygiéniques salutaires à l'entretien et à l'embellissement des cheveux, et propre en même temps à combattre et à détruire le pityriasis (pellicules du cuir chevelu)

Tel est le but que nous avons cherché à atteindre et nous avons l'espoir que nos efforts seront couronnés de succès.

Ainsi que nous l'avons dit ailleurs, nous ne voulons pas faire un secret de notre découverte, et nous nous hâtons de dire que c'est au principe actif du Lupulus Salictarius que notre préparation est redevable de ses propriétés (1).

---

(1) Extrait du Bulletin de la Société des Sciences Arts et Belles-Lettres de Paris, séance solennelle du 22 janvier 1864, tenue à l'Hôtel-de-Ville de cette capitale, sous la présidence de M. THOREL-SAINT-MARTIN, avocat, à la Cour impériale, etc.

« M. le Dr. L. Bénestor lit son rapport sur la *lupulicine* de M. E. Tourniaire. Comme il s'agissait de la découverte d'un nouvel alcaloïde pur, auquel notre savant collègue M. E. Tourniaire a donné le nom de *lupulicine*, la Société avait nommé une commission de cinq membres composée de MM. le marquis du Planty, ex-maire, conseiller général, chevalier de plusieurs ordres français et étrangers, etc ; le docteur Langlebert, membre de plusieurs sociétés savantes , chevalier de la Légion d'honneur, etc ; Lechelle, pharmacien de 1re classe à Paris, etc.; Mingaud, pharmacien en chef des prisons de la Seine, etc ; et le docteur L. Benestor, membre de l'Académie impériale de Caen, etc, rapporteur, tous médecins ou pharmaciens et tous chimistes.

» M. le rapporteur a tout d'abord fait observer que cette découverte n'est point due au hasard, mais bien aux recherches et aux travaux assidus de M. E. Tourniaire, à qui la Société a déjà accordé une médaille d'argent pour son procédé de culture et d'acclimatation du *lupulus salictarius* dans plusieurs provinces de la France. Or, M. E. Tourniaire est arrivé à résoudre le problème de la décoloration du principe actif du *lupulus salictarius* et à obtenir la lupulicine à l'état pur.

» Après avoir rappelé les vertus médicamenteuses du *lupulus salictarius*, le savant rapporteur ajoute que cette substance a bien toutes les qualités de l'alcaloïde le mieux réussi; qu'elle présente, comme produit chimique, un résultat nouveau et des plus utiles, et qu'elle aura pour objet et pour mission de remplacer avec avantage et dans la plupart de ses applications la lupuline. Il donne encore quelques détails scientifiques sur cette dernière substance, à laquelle M, E. Tourniaire est parvenu à enlever les matières étrangères et non actives qu'elle contient, et de laquelle il a su dégager son alcaloïde, condition dans

Les vertus essentiellement toniques et cal-
mantes de ce végétal sont en effet depuis longtemps bien reconnues ; elles sont dues au principe résineux qu'il contient. Son action dans les
maladies chroniques de la peau et particulièrement dans les affections furfuracées, a déjà et
depuis longtemps été étudiée ainsi qu'on le
constate par l'important ouvrage d'Alan Bro-
mel, publié à Stockolm, en 1687, lequel ouvrage
eut les honneurs d'une réimpression en 1730.
Le docteur Desroches livra près d'un siècle
plus tard un autre important travail (Limbourg
1817), préconisant de nouveau les vertus de
cette plante contre une série d'affections cutanées ; et l'illustre professeur Richard annonce
que son usage dans plusieurs de ces cas a donné

---

laquelle, de l'avis unanime de la Commission, la *lupulicine* est
appelée à rendre à la science des services très grands et très
sérieux.

» M. E. Tourniairè, présent à la séance, a été appelé à donner
quelques explications qui ont corroboré en tous points les observations du savant rapporteur. Plusieurs personnes ont pris
la parole à ce sujet, et M. Mingaud, dont la voix est très
compétente, en pareille matière, a fait des remarques qui dénotent
une profonde aptitude pour la chimie, remarques auxquelles il
a été répondu par M. E. Tourniaire. à la satisfaction générale et
unanime. En conséquence, et en raison du mérite de la découverte
de ce produit et des services qu'il est appelé à rendre, la Société,
après en avoir délibéré, décerne à M. E. Tourniaire, et à l'unani-
mité, la plus haute de ses récompenses, une médaille d'or. »

de très-bons effets. Aujourd'hui cette action n'est plus contestable et notre opinion est que le principe actif que nous retirons du Lupulus Salictarius et auquel nous avons donné le nom de Lupulicine ne tardera pas à prendre rang parmi les agents les plus efficaces à employer contre certaines affections cutanées très-difficiles à guérir et particulièrement contre le pityriasis du cuir chevelu.

Les effets de cette préparation sont presque immédiats : sous son action les démangeaisons diminuent, les écailles furfuracées tombent et bientôt la netteté du cuir chevelu annonce que la guérison est complète.

Quand pour la première fois nous avons employé notre préparation, nous n'avions pour but que de combattre le pityriasis, en détruisant cette affection, nous savions que nous faisions disparaître une des causes les plus fréquentes et les plus actives de l'alopécie et de la canitie, *sublata causâ, tollitur effectus ;* mais nous n'avons pas tardé à constater que notre produit en reveillant la vitalité des bulbes faisait quelquefois repousser les cheveux sur les points où ils avaient disparu depuis longtemps. Dans quelques cas assez fréquents qui se sont déjà présentés à notre observation, nous avons vu la canitie s'arrêter, grâce, sans doute, à l'action du produit dont il s'agit, qui se combinant avec le pigmentum bulbaire et agissant sur l'appareil nutritif du bulbe, lui redonnait sa couleur primitive.

Nous ne voulons point parler ici de ces calvities et de ces canities séniles qui sont la conséquence de l'âge ; elles sont au-dessus des ressources de l'art : cependant nous sommes profondément convaincus, et l'expérience nous donne aujourd'hui cette certitude, que l'emploi de notre produit, sous forme de pommade prévient et retarde l'arrivée naturelle de ces deux états auxquels l'homme est soumis tôt ou tard par la loi naturelle.

## CHAPITRE II

### HYGIÈNE DE LA CHEVELURE

Les cheveux étant l'un des plus beaux ornements de la figure humaine, ont droit à des soins particuliers : aussi de tous temps la chevelure a été l'objet de recherches spéciales pour favoriser son développement. Ainsi que nous l'avons déjà dit, les usages des cheveux sont nombreux, et les fonctions qu'ils sont appelés à remplir sont de plusieurs espèces. Soit qu'on les considère comme organes protecteurs de la tête destinés à la garantir des impressions trop directes du froid et de la chaleur; et à amortir les chocs des corps étrangers. Soit qu'ils aient pour but essentiel de favoriser la transpiration et de la transmettre au-dehors ; soit enfin qu'on les considère comme un de nos ornements naturels, il est certain qu'on a toujours regardé les cheveux, et qu'on les regarde encore aujourd'hui, comme une partie très-essentielle à soigner.

Nous ne croyons donc mieux faire, en terminant, que de rappeler certains préceptes généraux résumant les soins dont la chevelure doit être entourée.

Bien que les cheveux ne puissent être considérés comme faisant partie des membres du corps, ils n'en sont pas moins une partie adhérente et essentielle ; aussi leur éclat et leur souplesse sont-ils des qualités qui dépendent pour ainsi dire de la santé générale. Il importe donc d'éviter tout ce qui tend à affaiblir et à détériorer la constitution et de se défendre en particulier contre certaines causes générales qui semblent avoir une influence directe sur le système pileux, telles que les travaux successifs,

les chagrins, les excès de tout genre, les veilles
assidues et prolongées, etc.

Les soins hygiéniques particuliers que réclame la chevelure se résument en général à
maintenir dans un degré régulier d'activité l'exhalation du cuir chevelu et à prévenir la brus-
que évaporation du produit de cette fonction.
Pour cela il faut éviter les transitions brusques
de température, surtout lorsque la tête est en
état de transpiration, et dans le but de favoriser
les fonctions sécrétoires et excrétoires du cuir
chevelu, rejeter toute coiffure lourde qui ne
permet pas à l'air de se renouveler, et qui provoque un excès de secrétion locale qui en se
desséchant recouvre la peau, agglutine les tiges
capillaires, et nécessite ensuite pour la toilette
des efforts et des tiraillements suivis de l'évul-
sion des cheveux.

Depuis quelque temps beaucoup de personnes ont adopté pour coiffure la calotte grecque ;
nous pensons qu'elle n'est pas sans dangers
pour la chevelure surtout lorsqu'elle n'est pas
doublée intérieurement, tant à cause de la
transpiration abondante qu'elle provoque, qu'en
raison de l'irritation qu'elle détermine sur le
cuir chevelu, et qui peut être suivie d'une
alopécie partielle. Nous savons, en effet, que
les Juifs faisaient tomber les cheveux du front

de leurs jeunes filles en les ceignant d'une ban-
delette de laine écarlate.

Les femmes devront donc rejeter toute coiffure ne laissant pas les cheveux à peu près
libres, lisses et relevés ; elles éviteront de les
serrer, de les tordre au point de tirailler la peau,
de fatiguer le cuir chevelu et d'altérer le bulbe
lui-même ; il suffit de les enrouler mollement
ou de les tordre légèrement, une torsion trop
forte, non-seulement nuit à leur nutrition, mais
il arrive que les plus tordus se brisent ou sont
arrachés.

Le fer chaud dessèche les cheveux, altère
leur couleur, les rend friables et cassants,
brûle la peau et gêne, en conséquence, les
fonctions du cuir chevelu ; il est préférable de
n'y avoir recours que très-rarement et mieux de
s'en abstenir si cela est possible.

Beaucoup de personnes ont l'habitude de se
mouiller la tête surtout le matin ; cette pratique est mauvaise, l'eau tend à décolorer les
cheveux, les dessèche et les rend rudes ; aussi
recommande-t-on à la suite d'un bain, lorsque
les cheveux ont été immergés et mouillés de
les sécher soigneusement.

Les soins de propreté sont encore exigés pour
conserver une belle chevelure, car la matière
secrétée continuellement par le cuir chevelu,

séjourne dans les cheveux, s'y accumule en
abondance et, en irritant la peau, les altère et
en provoque la chute. L'usage journalier du
peigne et de la brosse est donc recommandé;
néanmoins cet usage doit être modéré, les peignes ne doivent jamais être en métal et l'on se
servira habituellement du démêloir, le peigne
fin ne devant être passé que de temps en temps
dans la chevelure. La brosse présentant le
double avantage de bien nettoyer la tête et de
provoquer une sorte d'excitation qui facilitera
les fonctions du bulbe, devra être employée de
préférence et le plus souvent possible, évitant
toutefois l'emploi de celles qui sont trop dures.

Les cheveux seront séparés avec soin tous les
matins et à plusieurs reprises afin de les aérer
et de les dégager de tous corps étrangers, et le
soir, au moment de se mettre au lit, on leur
imprimera une direction convenable afin de
n'être pas obligé le matin de les tirailler pour
leur faire reprendre leur position primitive.

L'usage de se couvrir chaudement la tête
pendant la nuit offre des inconvénients surtout
chez les personnes qui sont portées à la transpiration, les coiffures légères telles que le filet,
le foulard de gaze, etc., sont préférables et donnent les meilleurs résultats.

Il est une erreur généralement répandue,

c'est que la coupe des cheveux pratiquée ras ou
la rasure elle-même est un bon moyen pour les
faire repousser plus longs et plus fournis ; cette
erreur est dénuée de tout fondement. Les cheveux, en effet, sont en rapport avec le nombre
des bulbes, plus ceux-ci sont nombreux, plus les
tiges capillaires sont drues et serrées, et la rasure ne peut en augmenter le nombre.

Hâtons-nous de dire que si les cheveux repoussent après avoir été rasés ils sont moins
épais et plus grêles, et ils tombent ensuite plus
facilement ; aussi conseillons-nous l'abstention
de cette pratique, et nous pensons que l'usage
de les faire souvent rafraîchir donne les meilleurs résultats. Il est également bon de choisir
pour la coupe des cheveux les instants où l'air
est le moins froid, le moment où le corps n'est
pas en transpiration et de s'en abstenir lorsque
l'on est malade à moins d'indication contraire.

L'usage des teintures, très-répandu de nos
jours, n'est jamais sans danger et doit être
proscrit. Il arrive souvent que les cheveux
changent de couleur et deviennent presque subitement gris, quoiqu'à un âge peu avancé. Ce
changement contrarie, afflige les personnes qui
en sont le sujet, et les fait recourir aux moyens
vantés par les spéculateurs, pour remédier à cet
inconvénient, tels que pommades et eaux tei-

gnant les cheveux en toutes nuances, comme
disent les annonces. On ne réfléchit pas que
tout est en harmonie dans le visage, et que par
la coloration artificielle des cheveux cette harmonie se trouve détruite, puisque les rides sont
venues avec les cheveux blancs. De plus, l'emploi de ces teintures n'est pas sans danger :
composées généralement ainsi que nous l'avons
dit ailleurs, avec le nitrate d'argent (pierre infernale) substance dont le contact est nécessai-
rement une cause d'inflammation pour le cuir
chevelu, on a vu ces moyens être le point de
départ de maux de têtes opiniâtres et d'irritation de la peau. Le plus sage conseil que nous
puissions donner pour éviter tous ces inconvénients, est de ne rien employer pour ramener
les cheveux à leur couleur primitive, et de ne
pas s'affliger de la perte de cet avantage physique en songeant que les grâces simples et na-
turelles, le rouge de la pudeur et l'enjouement
ne demandent que la simplicité et peuvent seuls
rendre la beauté séduisante ; et que la vieillesse
ne doit point chercher à dissimuler ses cheveux
blancs qui concourent si bien à lui donner cet
air de calme et de sérénité qui s'associe avec
l'esprit et l'expérience acquise.

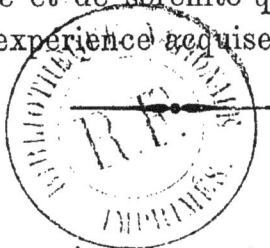

# TABLE DES MATIÈRES

Quelques mots de préface . . . . . . . . . . . . . . . . 3

## PREMIÈRE PARTIE

CONSIDÉRATIONS ANATOMIQUES ET PHYSIOLOGIQUES SUR
LE CUIR CHEVELU.

**Prolégomènes.** — De la peau. — Ses usages. — Sa composition . . . . . . . . . . . . . . . . . . . . . . . 7
    § 1er. Du Derme ou Chorion. — Sa texture. — Son
    épaisseur. — Pupilles ou saillies nerveuses. —
    Leurs usages. — Glandes sudorifères. — Glan-
    des sébacées. — Filaments cellulo-adipeux . . 9
    § 2. De l'Epiderme ou Cuticule. — Ses usages. —
    Sa composition. — Feuillets et couches épider-
    miques. — Pigment ou matière colorante de la
    peau. — Insensibilité et vitalité de l'Epiderme. 10

**Chapitre premier.** — Anatomie et physiologie du système pileux. . . . . . . . . . . . . . . . . . . . . . 12

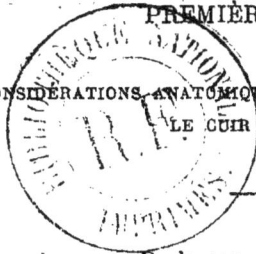

§ 1ᵉʳ. Follicule pileux ou Bulbe. — Sa composition.
— Tunique interne ou épidermique. — Tunique
externe ou fibreuse. — Différentes formes des
follicules. — Glandes pilifères . . . . . . . .     12
§ 2. Des poils. — Bulbe ou racine des poils. —
Tige capillaire. — Sa forme. — Ses variétés. —
Sa structure. — Substance corticale. — Substance médullaire. — Apparition des poils. —
Leur développement, leur accroissement sur les
cadavres. — Répartition inégale du système
pileux sur la surface du corps. — Fonctions des
poils. — Analyse chimique des poils et de leurs
cendres. — Actions des agents chimiques sur les
poils. — Propriétés électriques. . . . . . . .     14

**Chapitre deuxième.** — Des cheveux et de la barbe . .     23
§ 1ᵉʳ. Des Cheveux. — Formes diverses des che-
veux. — Leur résistance. — Leur élasticité. —
Leur nombre. — Variétés des cheveux chez les
différentes races humaines. — Attentions des
anciens pour la chevelure. — Des perruques .     23
§ 2. De la Barbe. — Usage de porter la barbe chez
les anciens. — Les Grecs. — Les Romains. —
En Europe. . . . . . . . . . . . . . . . . .     30

**Chapitre troisième.** — Considérations générales sur le
système pileux.
Variétés de couleur des cheveux. — Décoloration
des cheveux. — Causes de cette décoloration.
— Action de l'humidité et de la sécheresse sur
les cheveux. — Rapports des cheveux avec les
tempéraments et les caractères. — Cheveux
blonds. — Cheveux noirs. — Cheveux roux. —
Analogie du système pileux de l'homme avec le
poil des animaux. — Anomalie du système
pileux. — Poils surnuméraires. — Danger et
opportunité de porter les cheveux longs ou de
les faire couper. — Forme des poils. — Bifur-
cation des cheveux. . . . . . . . . . . . .     32

## DEUXIÈME PARTIE

### PATHOLOGIE DU CUIR CHEVELU

**Chapitre premier.** — Énumération des principales maladies observées sur le cuir chevelu et en particulier du pityriasis. . . . . . . . . . . . . . . . . . . . . . 45

  § 1er. A Eczéma du cuir chevelu . . . . . . . . . . . 46

      B Herpès tonsurant . . . . . . . . . . . . . . . 47

      c Impétigo granulata. . . . . . . . . . . . . . 48

      D Porrigo, favus, teigne . . . . . . . . . . . . 48

  § 2.    Pityriasis . . . . . . . . . . . . . . . . . . . 49

      Définition. . . . . . . . . . . . . . . . . . . 49

      Variétés. . . . . . . . . . . . . . . . . . . 50

      Diagnostic . . . . . . . . . . . . . . . . . 53

      Pronostic . . . . . . . . . . . . . . . . . . 54

      Durée.. . . . . . . . . . . . . . . . . . . . 55

      Etiologie . . . . . . . . . . . . . . . . . . 55

**Chapitre deuxième.** — De la Canitie. . . . . . . . . 56

  § 1er. Canitie sénile . . . . . . . . . . . . . . . 56

  § 2.   id.   congénitale. . . . . . . . . . . . . 57

  § 3.   id.   accidentelle . . . . . . . . . . . 58

    A Canitie accidentelle par causes générales. . 59

    B    id.     par causes locales . . . 60

    c    id.     par causes morales. . . 60

**Chapitre troisième.** — De l'alopecie ou calvitie. . . . 64

  § 1er. Alopécie naturelle. . . . . . . . . . . . . 65

    A Alopécie naturelle congenitale . . . . . . . 65

    B    id.     senile. . . . . . . . . 65

  § 2.   Alopécie pathologique . . . . . . . . . . . 67

    A Alopécie symptomatique d'un état général. 67

    B Alopécie par causes locales . . . . . . . . 69

    Xérotrixie. — Hydrotrixie . . . . . . . . 71

## TROISIÈME PARTIE

THÉRAPEUTIQUE DES MALADIES DU CUIR CHEVELU

**Chapitre premier**. — Des divers modes de traitements
et du danger des cosmétiques . . . . . . . . . . . . .   73
§ 1er.   Traitement usuel. — Traitement local . . .   75
      Funestes effets de l'emploi du mercure. . .   76
§ 2.   Des cosmétiques. . . . . . . . . . . . . .   78
      Des teintures . . . . . . . . . . . . . .   81
      Des épilatoires . . . . . . . . . . . . .   82
      Des fards . . . . . . . . . . . . . . . .   83
      Nouveau mode de traitement. . . . . . . .   88

**Chapitre deuxième**. — Hygiène de la chevelure. . . .   89

FIN DE LA TABLE DES MATIÈRES.

Avignon.— Typ. A. Roux.

www.ingramcontent.com/pod-product-compliance
Lightning Source LLC
Chambersburg PA
CBHW071529200326
41519CB00019B/6126